HABLEMOS DE VIVIR
Un viaje a través del cáncer de mama

TERESA RENDA CARLSON

PRÓLOGO POR LICIA CARLSON

Traducción del inglés por
Nydia Mayolo-Quiroga, MD

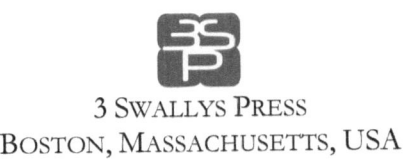

3 SWALLYS PRESS
BOSTON, MASSACHUSETTS, USA

SOCONOVALLE - Sociedad del Conocimiento del Valle del
Cauca y Pacífico Colombiano

Primera edición 2014

Título original: *For We Speak of Living: A Journey Through Breast Cancer*
Derechos literarios © 2013 de Teresa Carlson
Publicado originalmente en Boston, Massachusetts, USA
por 3 Swallys Press

© SOCONOVALLE
Av.5 Norte No.4-N-55 Juanambú
Cali, Colombia, Sur América

Traducción al español © 2014 de Nydia Mayolo-Quiroga

Impresión y encuadernación: Gráficas Espitia, Cali, Valle del Cauca
Impreso en Colombia

Libro de bolsillo ISBN 978-0-9882300-5-7

A mi amado Thomas
y a mi preciosa Licia

*The way is to the destructive element submit yourself,
and with the exertions of your hands and feet in the water make the
deep, deep sea keep you up.*[1]

Joseph Conrad

---

[1] La manera como el instrumento destructivo quiere dominarte lo combates con el esfuerzo de tus manos y tus pies en el agua y haces que el mar profundo te mantenga a flote.

CONTENIDO

Prólogo	ix
Introduccion	xvii
Prefacio	xxix

PARTE I: VÍA DOLOROSA		1
1	La primera caída	3
2	Recuperación	13
3	La segunda caída	28
PARTE II: INTERMEZZO		41
PARTE III: LA LUCHA ASCENDENTE		57
4	Sobre las visitas	59
5	Sobre la ropa	64
6	Sobre el matrimonio	71
7	Sobre los niños	88
8	Sobre decisiones médicas y cosméticas	100
PARTE IV: CODA		107
9	Incipit vita nova	109
	Epílogo	117

PRÓLOGO

Después de 40 años de haber vivido la enfermedad de mi madre, y de haber leído de nuevo este libro, es una experiencia difícil describirla en palabras. Me mueve un profundo sentido de gratitud por el extraordinario hecho de que mi madre aún está aquí conmigo, que ha sobrevivido por décadas enfrentando un diagnóstico y pronóstico devastador. Estoy plena de amor por mi preciosa familia compuesta por tres, que ella amorosamente describe, y me recuerda la belleza de cómo nosotros tres nos sostuvimos durante esas tormentas turbulentas. Las semillas sembradas entonces continuaron hasta florecer, y el continuo amor de mis padres está ahora alrededor de mi propia familia.

El viaje de mi madre a través del cáncer mamario ha sido mi viaje también. La idea de perderla atemorizó mi niñez, testamento de su sabiduría, que no recuerdo de qué manera. Su amor positivo a la vida y a su habilidad de abrazar y disfrutar con alegría cada momento doró mi propia infancia con sonrisas, luz, color, alegría y amor. Su extraordinaria belleza y la seguridad en sí misma en un cuerpo sin pechos formó mi propio entendimiento de lo que significa ser bella, y una mujer completa. Y si el filósofo Gareth Mattheus está correcto al decir —Filosofía es un intento del adulto de manejar las desconcertantes preguntas de la niñez—, enfrentando las fuertes realidades de las enfermedades y la idea inconcebible de perder a la madre en una tierna edad puede explicar la escogencia de mi profesión.

Estoy segura que estas experiencias tienen algo que ver con el porqué me interesé en filosofía en mis primeros años de universidad, y porqué ahora disfruto reflexionando con mis estudiantes sobre la finitud de la naturaleza humana, el significado de una buena vida, el poder y la autoridad de la medicina, y las líneas que trazamos entre lo normal y lo anormal, entre los capaces y los incapacitados, enfermos y sanos.

El ensayista Michel de Montaigne del Siglo XVI, escribió que debemos aceptar la muerte, tratarla como a una compañera constante en lugar de escapar de ella, para no vivir con el temor a la muerte. De muchas maneras, mortalidad y cáncer han estado conmigo desde que me acuerdo. Yo sólo tenía 18 meses la primera vez que mi madre tuvo cáncer de seno y tenía 6 años la segunda vez que apareció. Así como ella escribe bellamente en su libro, mi madre me incorporó en su propia experiencia de pena, tristeza, miedo y alegría con cuidado y amor. Tengo algunas claras memorias de esta experiencia: haciendo ejercicios con ella, nuestros brazos extendidos subiendo sobre la pared, al mismo tiempo como dos pequeños caracoles, lentamente y para ella doloroso; sus "tortugas" como yo las llamaba—las dos prótesis, cuya presencia era constante y normal, ambas en su cuerpo cuando yo la abrazaba y en su lugar de descanso—la silla junto a su cama cada noche; y sus expresiones de gratitud que marcaron cada época, cada evento precioso mío del cual ella era testigo. Yo no recuerdo haber sentido miedo en mi niñez, y cuando leo las páginas de su libro, me imagino que ha debido existir. Volvieron a aparecer cuando ella tuvo dos ataques cardiacos y en su tercer ataque del cáncer, para entonces ya era una adulta y la naturaleza de mis miedos fueron muy diferentes de lo que fueron cuando yo era más joven.

Leyendo su libro ahora, siendo una madre con mi propio hijo, me admiro de ver cómo ha cambiado todo desde que ella lo escribió. Tratamientos para muchas formas de cáncer se han multiplicado y mejorado tremendamente y el pronóstico para muchos hoy no es tan horrible como lo fue para mi madre entonces. La investigación continúa hacia adelante y avances en genética han sido probados como salvadores de vidas en un futuro para pacientes de cáncer. Fuera del mundo de la medicina la faz pública del cáncer ha cambiado mucho. En los primeros años de los setenta el tema del cáncer tenía un tabú, y había pocas oportunidades para que las mujeres compartieran sus experiencias, hoy el paciente de cáncer no sufre estigma o marginalización. Miles de historias de cáncer se cuentan de todas las formas concebibles, por los famosos y los desconocidos, pero siempre iguales. No hay duda que todos estos cambios han sido positivos, estas conversaciones, desarrollo y avances médicos están acompañados de nueva clase de preguntas y retos. El silencio que envolvió a mi madre durante sus experiencias tempranas fue muy difícil por razones que ella describe en su libro; aún ese mismo silencio me protegió de muchas maneras. Como una niña, mis propios encuentros con el cáncer fueron mediados por mis padres adorables, quienes, en su sabiduría, decidieron cuándo, dónde y cómo invitar a este huésped no bienvenido a mi vida de joven. Hoy, las cosas son muy diferentes para los niños cuyos padres encaran el cáncer o son diagnosticados con esta enfermedad. Los íconos del cáncer están presentes, varían desde cintas rosadas y mercancía color rosa, caminatas y carreras, episodios o historias en televisión, películas y muchos libros tales como memorias, guías, para pacientes, y recursos de salud.

Cuando era niña me aferré al libro clásico de niños *Are you my mother?*[1] como una manera de confrontar mi sentido de pérdida y aislamiento en el mundo extraño de la enfermedad; hoy los niños pueden leer libros como "cuando mamá tuvo una mastectomía" que habla directamente de la experiencia. La cantidad de información acerca del cáncer ha aumentado mundialmente en el campo de la comunicación electrónica, donde hay literalmente millones de lugares disponibles, con hundir un botón. Cuál es el impacto de tener acceso a tanta información, especialmente para los niños? Un estudio reciente de niños de edades entre los 6 a 12 años que habían tenido un padre con cáncer encontró que el acceso a conocimientos acerca del cáncer aumentaban sus temores no sólo por la enfermedad sino también por la pérdida del padre.

Muchos de los retos que mi madre enfrentó como tal,

---

[1] Eres tú mi madre?

permanecen, el panorama es muy diferente, al que los padres e hijos encuentran hoy, marcado por la vasta cantidad de información e imágenes que moldean el mundo del cáncer. Una de las razones que yo creo que el libro de mi madre es tan valioso, es que cuenta su historia de hace muchas décadas. Los lectores pueden temporalmente distanciarse hoy del Cancerland[2] (como Bárbara Ehrenreich lo llamaba), encontrando resonancias y diferencias entre la historia de Teresa y las de ellos, y regresan al presente con una nueva perspectiva.

Añadidas a la pletórica de voces hablando de cáncer hoy en día, otro cambio que ha transformado radicalmente la experiencia del cáncer es la llegada del marcador genético. Yo tuve que confrontar el cáncer de nuevo como un adulto en un mundo nuevo, en el dilema de tener un examen para las mutaciones BRCA1 y el BRCA2. Al enfrentar esta decisión, me encontré con el cáncer, no en la forma de una enfermedad actual, pero en una forma concreta con la que no sólo competimos sino también como una posibilidad, un riesgo estadístico expresado en probabilidades. Mientras que la posibilidad de hacerse el estudio trae consigo un augurio significante, particularmente para mujeres que tienen una historia familiar de cáncer mamario, la decisión que viene con sus propias batallas y nuevas clases de miedo, ansiedad y responsabilidad para ambos padres e hijos. Tenemos ahora sobrevivientes de cáncer y "previvientes", término asignado a mujeres que son de alto riesgo, y que en muchos casos, optan

---

[2] *El país del cáncer*

por mastectomías preventivas o histerectomías en respuesta a un examen médico.

En 1978, Susan Sontag comenzó su libro sobre T.B. y cáncer, *Illness as Metaphor*[3], de esta manera la enfermedad es el lado nocturno de la vida, una ciudadana más onerosa. Todo el que nace tiene doble ciudadanía, en el reino de la salud y en el reino de la enfermedad. "Aunque preferimos usar sólo el pasaporte bueno, tarde o temprano cada uno de nosotros está obligado, por lo menos a un turno, a identificarse como ciudadano de otro lugar" en el siglo XXI tenemos un reino intermediario, en un sentido como un purgatorio: la categoría de "estar al riesgo". El individuo que ocupa este lugar en el espacio liminal donde estos dos mundos de salud y enfermedad mantienen una diferente clase de ciudadanía, un pasaporte genético que como el examen genético se hace más común en los próximos años, todos nosotros esperamos adquirir uno.

Así es dentro de este mundo radicalmente diferente, en medio de miles de otros libros sobre cáncer, narraciones de la enfermedad, libros de ayuda personal, guías clínicas, películas, novelas y poemas, este libro de mi madre es una joya que sobresale por su honestidad, inmediación y amor, esta es la historia de una madre joven sostenida por fe, familia y finitud. Es asombroso que Teresa está aún con nosotros para contar su historia, y que nosotros oigamos en ella la voz de hace muchos años, mucho ha cambiado, y todavía quizás un poco ha estado bien. Yo no puedo hablar de cómo otros recibirán

---

[3] *La Enfermedad como metáfora*

su libro, pero para mí es un regalo, como hija, madre, mujer, y como una niña que no ha perdido el consuelo del dulce abrazo de su madre.

Licia Carlson, PhD
Julio 2013

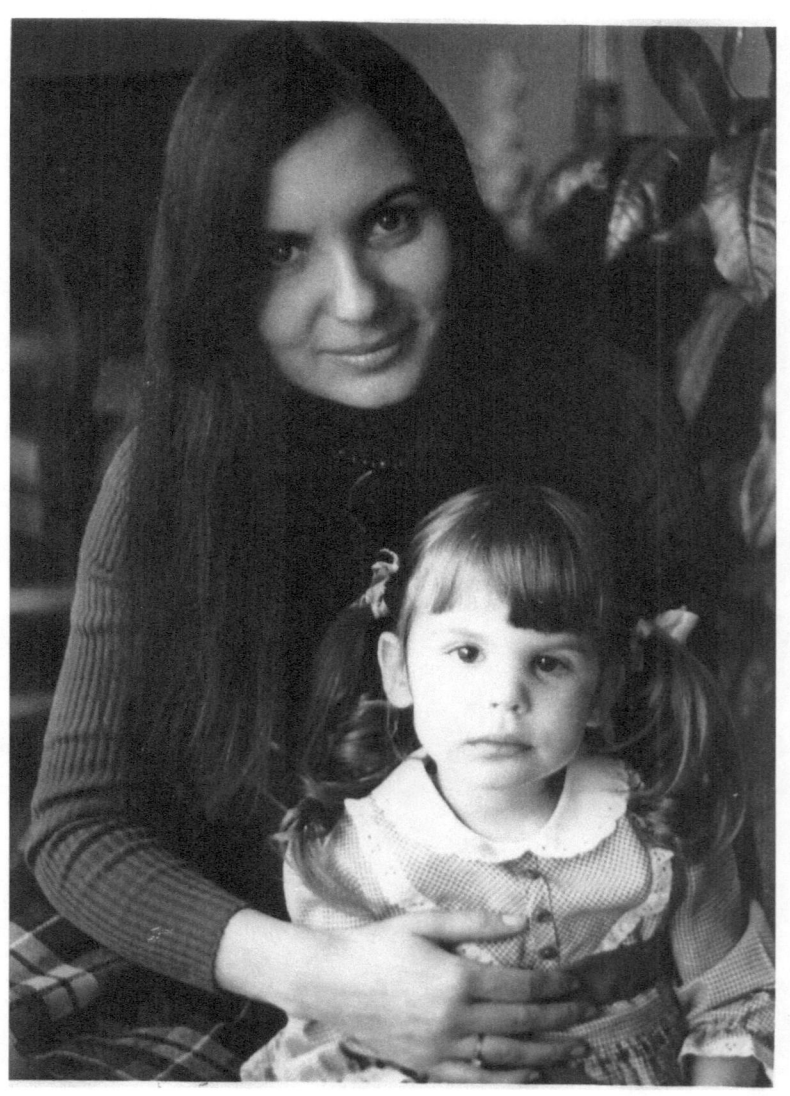

TERESA Y LICIA, 1972

INTRODUCCION

Por una semana, Teresa Carlson y yo compartimos un cuarto.
    Yo había pasado mi cirugía. Era todo lo que sabía. Sentir el movimiento de las ruedas por el corredor. Mi esposo me estaba tomando de su mano. Todo me dolía y me sumergí en la apatía de la anestesia.
    Más tarde, sentí la presencia de alguien en el cuarto. A través de una neblina fui capaz de ver la espalda de una niña joven vestida con una túnica de seda con unos pantalones muy cortos, ella trataba de alcanzar un estante para colocar algo. Su cabello negro caía como una cascada en su espalda. Ella era pequeña y elegante con piernas largas y bonitas.
    Qué estaba haciendo aquí? Muy joven, muy sana, muy bien. miserablemente, cerré de nuevo mis ojos.
    Al final de la tarde desperté de nuevo y ella vino a saludarme.
    —Cómo te sientes? —
    —No muy mal.— Traté de enfocarme en ella. Qué bella sonrisa. —Por qué estás aquí?— murmuré.

Ella se tocó un pecho con un dedo. —Una masa— dijo suavemente. Yo quise responder pero mi cabeza esta medio dormida y me volví a dormir. Pero esa noche la anestesia salió de mi sistema y comenzamos una conversación que aún continuamos. Ella me dijo que tenía 29 años. Yo tenía 56. Había venido de Italia al Canadá cuando tenía 19 años. Allí conoció a un abogado muy guapo, se enamoraron, se casaron y tenían una hija de 17 meses. Su cara resplandecía de alegría cuando me habló de su vida junto a ellos.

Podría una inesperada conglomeración de células en su pecho interferir con la magia de su romance novelesco? Imposible pensar en ello. Esa noche Teresa se encontró sumergida en un último esfuerzo para regalar los tiquetes que había comprado para la ópera.

La Compañía Metropolitana de Opera tenía una semana de representaciones en Detroit y los Carlson habían planeado ir a cada ópera y también ir a una cena con los artistas después de las presentaciones. Era una gran pérdida no poder ir a presenciar esta experiencia maravillosa. Teresa había vivido con esa música diariamente en Italia. La melodía de las óperas son cantadas por cualquiera que tiene voz, y las historias de las óperas les son tan familiares como nuestras narraciones folclóricas. Las compañías operativas viajaban y actuaban las grandes obras en ciudades pequeñas, toda la familia iba a verlas.

Aquí en el medio oeste, la ópera no está presente, pero Teresa no perdió tiempo lamentando su desilusión. Alguien que use esos tiquetes. La oportunidad de escuchar esa música no se podía desperdiciar. Si ella y Thomas no podían ir, seguramente habría amantes de la música que tomarían los tiquetes. Deberían encontrarlos rápidamente.

—Thomas—, dijo ella, —llama a los B's y ve si ellos quieren los tiquetes para el sábado en la noche. *La Traviata* y cena después de la ópera.—

Los B's estaban ocupados, ella hizo otras llamadas telefónicas esa noche.

Mi cuerpo estaba adolorido. Me quejaba, afortunadamente acepté un sedante y apagué la luz. Me sentí vieja y descorazonada. En nuestros veinte nos sabemos mucho de sufrir. Juventud y optimismo van cogidos de la mano. Pero en los cuarenta y en los cincuenta pocos de nosotros han perdido a un amigo o familiar de cáncer. Nadie está seguro. Tuve una noche inquieta.

En la mañana, hablamos más. Además de nuestro amor por la música, descubrimos gustos similares en la lectura. Nos agradaban nuestros esposos también.

Qué suerte tener una compañera de cuarto tan genial y brillante. En la tarde ella entró a cirugía. Cuando ella no regresó después de tres horas me di cuenta de lo terrible de la verdad. No podía soportar ver la cara de Thomas cuando ella finalmente regresó al cuarto. Una multitud de amigos, lo acompañaban en su pena. Los asistentes médicos y las enfermeras agitados alrededor y ver el cuerpo de Teresa desvalido era demasiado para mí. No debería estar mirándolos. Me escondí detrás de la cortina.

Durante la noche me desperté su llanto angustiante.

—Jesús ayúdame— ella se quejaba. —Que voy a hacer? Ayúdame, ayúdame.—

Estaba despierta? Yo no estaba segura. A veces la gente llora dormida en sus sueños. Sabría ella lo que le hicieron?

Ella se quejó de nuevo, ahora agonizante hablaba palabras en italiano que yo no podía entender. Tenía que hacer algo. —Que puedo hacer? Debería llamar a la enfermera?— Ella se calló inmediatamente. Tal vez la desperté. Ahora ella comenzaba a recordar. Entonces me dijo: —Sí, por favor lo harás? Tengo mucho dolor.— Yo presioné el botón de llamar y la enfermera apareció. Ella trajo una inyección para el dolor y le arregló las almohadas debajo del brazo de Teresa y permanecimos en silencio. El cuarto con muy poca luz se llenaba de una tristeza infinita.

Yo viví los siguientes seis días con Teresa y Thomas. La cortina que nos separaba prevenía que viera mis lágrimas cuando los escuchaba ayudándose a ser fuertes.

Oh, Dios, tan joven. La edad de mi primer hijo. —Porqué ella y no yo? Lo se, lo se. No se puede negociar con el cáncer.—

Nos volvimos amigas. En medio de horas de dolor y las demandas físicas constantes, aparecieron momentos de revelación. Cada una de nosotras empezamos a entender que tan fuerte es el deseo de vivir, y qué profundos son los recursos del espíritu humano. Vimos que nuestras penas eran universales; y empezamos a reconciliarnos con ellas era una necesidad común.

Mis propios problemas eran una molestia necia, como yo entré al mundo doloroso de Teresa. Mi cáncer era, me dijo el doctor, el de mejor pronóstico. Yo había llamado para obtener los resultados de un curetaje diagnóstico que había tenido en la primavera.

—El doctor quiere que venga al consultorio a verlo.—

Me quedé fría. Mi piel se erizó. Y ahora qué? —Puedo

hablar con él ahora, por favor?—

—No, lo siento mucho. Él quiere que venga a su consultorio.—

Después de una discusión se fijó una cita. Me levanté de mi silla. No fue una helada, pero una ola de calor sobre la parte posterior de mi cuello. Me sentí casi enferma del estómago. —Eso es esto— dije en alta voz. —Para eso estoy sentenciada.— Caminé alrededor de un cuarto al otro. Mi mente iba en todas las direcciones; no podía suspender los pensamientos. Qué deberían significar para mí, para todos nosotros?

Casi que vuelvo a llamar para insistir en una respuesta correcta definitiva, pero que diferencia habría? Lo supe cuando la recepcionista me lo dijo. Yo tuve que esperar por dos días para ver al doctor, así que no podía compartir con nadie el hecho de que tenía cáncer. Le dije a mi esposo que tal vez tendría malas noticias. Podría estar equivocada? Pero yo sabía que no lo estaba, y pasé los dos próximos días actuando normalmente, suspendida entre la rabia y el miedo, maldiciendo al médico que me mantenía en espera.

Después de que me dijo que era la mejor clase de cáncer (que suerte la mía), el programa consistía en cuatro semanas de radiación, después unas pocas semanas de recuperación. Finalmente, yo tuve la cirugía que me trajo a esta semiprivada camaradería con Teresa.

Dos días después de la cirugía el doctor me dijo que yo estaba curada. El tumor estaba sólo en el útero. No se encontró cáncer en los tejidos circundantes. La vida podía continuar. Yo soy una de las afortunadas. Yo no soy la misma, pero a pesar de ello; yo sé más.

El borde de la sombra pasó sobre mí; muy cerca para sentirme cómoda. La larga e implacable preparación me dio mucho tiempo para pensar. No hay nada como una visión fugaz de nuestra mortalidad para clarificar la visión. Yo tenido algunos aleluyas para cantar. El sol sobre la montaña y el calor de un abrazo son regalos que disfruto ahora. Amor es ahora "todas las cosas brillantes y bellas" son aún más.

Mi esposo que es fisiólogo me dice algo acerca de cómo el cerebro responde a crisis inmediatas. El cerebro tiene una habilidad maravillosa que usamos sin saber. Trabaja así: nosotros estamos constantemente escogiendo alternativas, triviales y no triviales depende, según la demanda. Es similar a votar. Primero, aceptamos la información, identificamos el problema. De una vez, nosotros aceptamos o descartamos ciertas acciones. Nosotros basamos esta escogencia en muchas actitudes internas, hábitos y creencias morales o éticas, todas guardadas profundamente en nuestras memorias.

Cuando una persona se confronta con una crisis real, una emergencia extrema, el cerebro demuestra su verdadero poder. La red de comunicaciones de señales se conecta al instante respondiendo a su tarea inmensa. Qué se puede hacer? Es como prender el televisor, se prende, se localiza el primer canal, después el color, claro u obscuro, la intensidad de la figura. Nosotros usamos ambos lados del cerebro; un lado pronto hace decisiones, el otro lado, con su habilidad de comparar y reforzar. Esta interacción ayuda a tener un sentido de dirección. Aspectos triviales se descartan inconscientemente. Somos capaces de ver las realidades de la situación.

Entonces las fuentes de fortaleza dentro de nosotros

aumentan para salvarnos. Estas nos han entrenado en el pasado. Están tan profundas que no sabemos de dónde las sacamos. Hemos aprendido a ser valientes en las rodillas de la madre, o valores de conducta que nacieron de nuestras amistades, o la fe y optimismo de creencias religiosas. Estos tesoros, profundos en las bóvedas de la memoria, vienen a rescatarnos cuando los necesitamos. Está claro de que dependemos de nuestras mentes y cuerpos más de lo que nos imaginamos.

Observé con asombro este proceso renovador en mi compañera de cuarto. Cuando el reporte era malo, ella moría un poco. Entonces las fortalezas internas dentro de ella comenzaban a comandar. Entonces ella enfrentaba la verdad y planeaba como manejarla.

Era necesario más tratamiento. La primera preocupación de Teresa era la seguridad de la pequeña Licia. Thomas era maravilloso; ella podía confiar en su fortaleza amable pero él no podía hacerlo todo; se necesitaba más ayuda.

—Yo sé que mi madre querría venir—, dijo ella. —Yo la necesito aquí, pero no puedo decirle acerca de la mastectomía.—

—Tú tienes que decirle.—

—Sí, yo se lo diré, pero no por teléfono. Yo no puedo hacer eso. Se pondría muy mal. Le podría dar un ataque cardíaco justo durante la llamada. No, yo debo decirle algo que la haga venir, y entonces podré darle las malas noticias.— Estoy de acuerdo que las malas noticias deben comunicarse personalmente. —Tú ayúdame a pensar en algo, Pat,— ella continúo. —Qué la haría venir al hospital sin ser muy grave…? Quizás le podría decir que tengo peritonitis, que piensas tú?—

—Oh, no pienso así,— le dije rápidamente. —Eso sería bastante inusual. Ella debería preguntar acerca de esto...—

Finalmente decidimos decirle que era un curetaje.

—Eso será razonable— dijo Teresa. —Ella ha tenido un par de curetajes. No se preocupará demasiado. La llamaré.—

Su madre sólo hablaba italiano.

La conversación comenzó con un alegre: —*Ciao, mama.*— Después de una gran cantidad de frases que iban y venían con pausas frecuentes, interrupciones y persuasiones ardientes. Al fin, la oí decir, —Está bien, te veré pronto, mamá— y ella colgó, riendo y llorando desesperada.

—Ay, en que lio me he metido! Pobre madre. Ella no podía entender porque necesito un curetaje. Ella me dijo, —Yo pasé por tres; y ella nunca lo supo—. Entonces yo le dije que era un aborto incompleto de pocas semanas y ella me regañó por no cuidarme! Me hundió cada vez más. Era casi cómico.—

Ambas nos sosteníamos la una a la otra. —Por lo menos—, Teresa continuó, —la convencí; ella vendrá. Thomas la recogerá y la traerá aquí. Entonces ella se dará cuenta.— Imaginando el sufrimiento de su madre, sus ojos se llenaron de lágrimas.

Al día siguiente una psicóloga vino a hablar con Teresa. Estaba llena de ideas de cómo manejar los problemas y ajustarse a ellos. Quería ayudarle a Teresa a aprender a aceptar su pérdida. Parecía desconcertada cuando ella se fue. No había amargura en Teresa. Ella no lloraba, —Por qué yo?— Ella no consideró que había sido injustamente escogida para una tragedia. Ella entendió que todos somos vulnerables.

—Eso fue tan divertido— ella me dijo. —Ella pensó que yo culparía a alguien. Cómo puedo culparme? Todo mundo tiene problemas.—

Ella sabía cómo estar callada y esperar a curarse.

Aunque éramos novicias sabíamos mucho acerca del cáncer.

Nosotras hablamos de los problemas de nuestros cuerpos, y los problemas, también con otras personas. No teníamos paciencia para cubrir, teníamos que ser honestas. Ninguna de nosotras acatábamos a los alegres visitantes que como idiotas nos decían: —Vas a esta bien.— Qué sabían ellos? Tampoco admirábamos a los que evadían nuestra enfermedad. Era un insulto pretender que nada estaba mal.

Admito que al principio tenía problema al decir: —Tengo cáncer.— Qué incómodo para la otra persona. Es mejor decir: —Lo que el doctor llamó pólipo era maligno.— Pero maligno no es una palabra amable tampoco; —cáncer— y —maligno— son ambas feas. No hay palabra agradable para disipar el olor al peligro. Después de varios intentos aprendí a decir, —Me siento bien, pero tengo un problema. Estoy recibiendo tratamiento para el cáncer del útero.— Pero no puedes parar allí. Es buena idea darle al que te escucha unos pocos detalles para darle tiempo a recuperarse.

Días después de la cirugía Teresa sufría un dolor agonizante. Las enfermeras eran gentiles y simpáticas, con la excepción de una rubia musculosa cuyo pecho se proyectaba como un piso de buhardilla debajo de un mentón muy determinado. Sin ceremonias subía a Teresa a la cama y la ponía como si fuera un saco de granos. Thomas la llamaba Brujilda, tratábamos de estar fuera de su camino.

El periodo de sanarnos había comenzado. Al comienzo ambas caminábamos un poco agachadas, con un brazo cruzado en frente del cuerpo, como mujeres viejas protegiendo nuestras heridas. Las suturas de las heridas dolían cuando nos reíamos de nosotras mismas.

Thomas reía con Teresa también. Con un ramo de flores, él le trajo de regalo cerezas dulces maduras. Ella me contó de un bello día que habían compartido en el huerto, subiendo a los árboles, disfrutando el olor y el color, recogiendo los frutos y comiéndolos bajo el sol caliente. Consuélame con las cerezas.

A Teresa no le gustaban los crisantemos. En Italia estas son flores que se llevan a las funerarias. Excusándome por falta de espacio, envié las mías a la casa.

No tenía ropa de dormir ni vestidos bonitos. Tenía que cambiarme varias veces al día por la sudoración profusa. Teresa tenía un problema más visible, tenía líquido que atravesaba las gasas y vendajes que eran grandes en su costado y le manchaban su ropa y sus sábanas, entonces esto la hacía sentir constantemente desaliñada. Es difícil embellecer al cáncer.

Nosotras andábamos cómodamente en las batas cortas del hospital, amarradas en la parte de atrás del cuello, y nos las cambiábamos un par de veces al día. La vestimenta de Teresa se abría frecuentemente ya que ella no podía manejar los cordones para ajustarla. Yo veía su bella espalda dorada por el sol con sólo un pequeño triángulo donde había estado su bikini. Thomas le silbó cuando ella le dio la espalda.

Las enfermeras jóvenes se volvieron nuestras amigas y venían a vernos aunque tenían unos pocos minutos. Teresa le regaló sus dos últimos tiquetes de la ópera a una de ellas. Tuvimos una animada conversación de que debería usar ella para el matiné de gala.

Estos eran los momentos luminosos cuando la vida era simple, cuando poníamos nuestras penas detrás de la puerta.

En este libro, Teresa describe sus propias emociones cuando el cáncer de mama invadía su cuerpo. Escribe su lamento, el miedo y el dolor que eran sus compañeros. Ella habla con intensidad de la calidad de la vida. No tiene una fórmula mágica para manejar el cáncer, pero ella ha pensado y aprendido mucho de cómo manejarlo. Aquí comparte sus experiencias, sus descubrimientos, y su método para manejar ese diablo viejo, lo dudo. Ella abre su casa llena de tesoros para nosotros.

Sus escritos son poéticos y prácticos. Esta es también su manera de vivir. Ama, trabaja, disfruta y está eternamente vigilante.

Yo he tenido más de media docena de compañeras de cuarto durante varias estadías en el hospital. Alguna de estas mujeres eran agradables, algunas aburridoras; la mayoría han desaparecido en nubes de —otros tiempos.— No así, Teresa. Si no la vuelvo a ver más, aún me sentiré bendecida por su espíritu valiente y amoroso. Los regalos que ella abrió durante esta semana que pasamos juntas, están seguros en el sistema de apoyo de mi memoria. Toma uno o más cuando lo necesites.

Pat Wolterink
1972

PREFACIO

Yo escribí este libro porque, como una madre joven que pasó por cáncer de mama, estuve buscando un libro como este y no encontré ninguno. Todos los escritos disponibles entonces parecían ser dirigidos a mujeres de edad mediana cuyos hijos eran adolescentes o adultos.

Espero llegar a las mujeres jóvenes pacientes de cáncer de mama y a sus familiares. Estadísticamente estas mujeres jóvenes están en un riesgo más alto de contraer la enfermedad que otras mujeres. En el *New York Times* (Noviembre 17, 1976), un artículo llamado *Breast Cancer: Ways of Telling a High Risk*[1] de Jane E. Brody menciona muchos factores involucrados. Por ejemplo, la autora dice: —En promedio, parientes cercanos de pacientes de cáncer de mama, sus hijas, hermanas, tías maternas y sobrinas son dos o tres veces más propensas a desarrollar cáncer de mama que mujeres cuyas

---

[1] Cáncer de mama: maneras de predecir su alto riesgo

familias están libres de cáncer.— También, —Si el cáncer es bilateral (en ambos lados) y ha ocurrido antes de que la mujer haya alcanzado la menopausia, el riesgo para sus parientes es nueve veces más alto de lo esperado-dándoles casi un 50 por ciento de riesgo de desarrollar cáncer de mama.—

Si sólo a una persona le puede ayudar, mi libro ha cumplido su propósito.

También estoy dispuesta a consolar y a ayudar a esas mujeres que han sido diagnosticadas con cáncer. Ningún libro, ni palabras pueden remover el miedo y la angustia de sus corazones, pero espero este libro les ayude a aliviar sus miedos y les de esperanza.

En una crisis de salud los hijos, esposos y amigos del paciente son abandonados en sus propios recursos, y solos en su tristeza. Este libro habla a aquellos seres queridos alrededor del paciente con cáncer de mama; gente que quiere ayudar y que se sienten completamente desesperados. Yo quiero que las mujeres aprendan a dejar que los niños, aún muy jóvenes les den consuelo. Un niño tiene un poderoso efecto positivo en la moral de la persona seriamente enferma. Nosotras no podemos pretender ser el adulto "omnipotente" cuando el cirujano nos dice que estamos en peligro mortal.

El esposo y los padres del paciente de cáncer de mama necesitan saber los cambios que ocurrirán en la familia después de la cirugía. No es fácil vivir día a día. La paciente, la familia, y los amigos se encuentran ellos mismos oscilando de las alturas a las profundidades; ninguna de estas es fácil para los miembros de la familia que viven con una mujer que tiene psicología de sobreviviente, para la cual cada momento cuenta.

Si la paciente, su familia y sus amigos pueden trabajar juntos como un grupo para compartir todos los aspectos del cáncer—el descubrimiento de la enfermedad, el diagnóstico, el tratamiento, la recuperación y el regreso a una vida normal—el problema puede ser más llevadero con comprensión y compasión. Entonces, así se puede manejar al cáncer más efectivamente.

Como decía Franklin Delano Roosevelt "No tenemos más temor que al mismo miedo." Es el miedo y el aislamiento los que destruyen el espíritu, y el amor puede conquistar al miedo.

Yo nací en Capistrano, un pequeño pueblo al sur de Italia en 1942 en la mitad de la II guerra mundial. En la época en que nací nuestro pueblo fue milagrosamente libre del bombardeo enemigo. Para celebrar la ocasión, mi querida tía María, una monja que acababa de llegar del convento bombardeado, llamó a las vecinas e hizo mi primer vestido del único pedazo de tela que encontró de una bandera italiana.

Mis tres primeros años los pasé cerca de la Sierra San Bruno, una bella parte del campo con un monasterio majestuoso cubierto de adorables pinares. Estos pinos, me daban refugio de inesperadas lluvias, cuando yo abstraída de todo, jugaba como niña. Muchos años más tarde, los pinos cerca al monasterio, esta vez en Michigan, me daba una metáfora para mi largo proceso de recuperación y aceptación.

Mi hermana mayor, quien me cuidaba y se aseguraba que no recibiera chocolates de los soldados de la liberación, me cuenta que me encantaba escuchar a las tropas americanas hablando inglés. Un día conmovida por mi admiración por estos jóvenes, ella me dejó aceptar chocolate de uno de ellos. Aún peor, ella me dejó comer el chocolate, rompiendo una de las reglas estrictas de mi padre—no aceptar nada de extraños.

La guerra en Italia fue un tiempo de horror. Crecí en la reconstrucción después de la guerra. Nuestro medio ambiente completamente contaminado y destruido por la guerra. Muy temprano fui testigo del horror de la guerra, cuando mi compañera de juego se hizo daño por la explosión de una "bonita" caja que encontramos cerca de nosotras.

Todavía, a pesar de la pobreza, hambre y sufrimiento prologando, la gente sabía cómo dar la bienvenida a un momento feliz: la fiesta de la Madona, una banda musical, una compañía de ópera que nos visitaba, un grupo teatral, una boda. Teníamos tan poco, y también mucho! Estábamos libres de posesiones materiales, porque el dinero no tenía valor adquisitivo. Un día mi abuelo lo usó como papel higiénico.

Para escapar de la depresión de la post guerra (habíamos perdido todo durante la guerra), mi padre y mis dos hermanas mayores emigraron al Canadá. Y mi madre y yo nos reunimos con ellos posteriormente. Mi cuarta hermana se casó con un australiano, y ella también dejó nuestra Italia amada.

Mi viaje al Canadá, un país que eventualmente llegué a amar, fue doloroso, a los 17 años es difícil dejar nuestro entorno, no importa qué difícil es la vida. Cómo lloré cuando salimos de nuestro pequeño pueblo donde había aprendido mucho de importancia vital para mí.

Eché de menos al hombre minusválido de nuestro pueblo cuyo conocimiento de la ópera era mayor que la de un cantante de ópera, y que sabía de memoria cada nota vocal e instrumental. Se ponía furioso si yo no ponía atención al nombre del coro o al juicio de Aida.

Me gustaban sus visitas a mi casa cada tarde después de la cena para entretenernos e ilustrarnos. Aún puedo oír su solemne golpe en la puerta; no era el tímido golpecito de un intruso, pero si el fuerte golpe de un actor.

En contraste con estas memorias felices, Canadá al principio me pareció un campo de batalla. Yo quería continuar mi educación y no tenía conocimiento del inglés. Empujada por mi padre fui a la escuela todos los días a la edad de 19 años rodeada de chicos de catorce años en el noveno grado.

Era doloroso, todavía, yo sabía que debía superar la barrera del lenguaje. Qué maravilloso sería poder leer a Shakespeare en inglés—yo, quien había memorizado a *Hamlet* en mi escuela secundaria en Italia. Estaba emocionada de leer obras originales en inglés. Bernard Shaw ha sido uno de mis favoritos. Me fascinaron tantos sus escritos que dejé de tomar la siesta en las tardes y permanecí en el último escritorio de la clase y desde entonces mi progreso floreció.

En poco tiempo, penetré el gran país de Canadá, donde enseñé inglés como segundo idioma por varios y tomé orgullosamente la ciudadanía. Sin embargo, mis dificultades con el medio ambiente no se terminaban.

En 1968 comenzó una alegría cuando me casé con un joven brillante abogado y americano llamado Thomas Carlson, nuestra luna de miel fue terminada abruptamente por el ejército. Nos enviaron a Fort Knox, Kentucky, donde de nuevo fui testigo de la agonía de la guerra, esta vez ya era persona mayor y dolorosamente era más consciente. Me volví una profesora de inglés en el Centro Educacional del Ejército, donde cada día me reunía con tres clases de soldados jóvenes preparándose para su diploma de equivalencia de la escuela secundaria, muchos de ellos habían estado en Vietnam y tenían historias horrorosas. A menudo sollozaba con esos muchachos—quienes tenían la suerte de regresar y me traían la atrocidad de otra guerra.

A pesar, de todo, a través de este tiempo mi vida hogareña con Thomas maduró en una bella mezcla de mi propia exuberancia italiana y su calma, y meditativa personalidad escandinava.

Fuimos bendecidos con el nacimiento de una niña magnífica, quien más tarde me daría la fuerza para mover montañas, soportar el horrible; yo, quien de acuerdo con mi hermana Nina, me desmayaba al ver una gota de sangre.

Mis hermanas y mi madre, aunque estando lejos, compartieron conmigo mi sufrimiento interno, todas estábamos cerca en espíritu. Podíamos sentir cuando alguna de nosotras estábamos adoloridas. Como mi hermana Gina dijo: —Por qué te pasa esto a ti, en lugar de pasarme a mí?—

En Italia éramos un solo cuerpo, nosotros los siete, y gracias a esa fuerza cohesiva que nos envolvía noche y día en nuestro único cuarto de refugio durante la guerra, en nuestras reuniones familiares en las noches junto a la chimenea, sobre la terraza dorándonos al sol, sobrevivíamos cualquier separación. Hay un vínculo entre nosotros que ni la muerte puede destruir.

Para completar la familia Carlson tiene una orgullosa abuela de 94 años, cuya historia no es muy diferente a la mía. Ella también, dejó su tierra nativa Suecia, cuando era una adolescente.

Parece que no hay nada nuevo en este mundo, sólo que las fuerzas creativas que cruzan océanos sólo se manifiestan en diferentes lenguajes. Ya sea de Italia, Suecia, Canadá o cualquier otro lugar, como los pinos somos seres universales, pues hablamos de vivir, un arte común para todos.

Teresa Carlson
1976

PARTE I: VÍA DOLOROSA

1

La primera caída

El sol brilla, el cielo está claro y una gentil aura lleva las muchas fragancias del verano. Justamente fuera de nuestra vista, detrás de una nube, se puede esconder una fuerte tormenta. Y en un abrir y cerrar de ojos, la brisa se puede volver un huracán. Todavía continuamos disfrutando la bendición del verano como si estuviéramos en control absoluto de nuestro mundo y nuestras vidas. Hasta, para muchos de nosotros, la tempestad llega y nuestra fortaleza y visión cambia de dirección.

La tempestad que me invadió desprevenida, sin esperarlo, fue es el cáncer. Sus signos iniciales son para algunos la última llamada; para otros, el comienzo de una lucha donde la esperanza de victoria es poca. A pesar de que la lucha es a veces aplastante y la tormenta amenaza destrucción total, continuamos, porque el instinto de sobrevivir es intrínseco y espontáneo.

En noviembre de 1971 marcó el comienzo de mi vía dolorosa—mi ruta dedolor. Tenía 29 años. Comenzó una tarde de domingo. Me desperté de una siesta, y había soñado que tenía una masa en mi mama derecha. Yo estaba demasiado atemorizada para chequearla inmediatamente. Pero el sueño era una realidad. La masa estaba allí.

Al otro día, mi esposo, nuestra hija de un año y yo fuimos al ginecólogo, quien, para mi sorpresa, no le puso mucha atención. Dijo que no era nada para preocuparse. Lo peor, sería la glándula mamaria hinchada. Él le pidió a la enfermera que me mostrara una película corta acerca de cómo examinarse las mamas y se despidió de mí hasta el próximo año. Me senté a ver la película preguntándome si era necesario verla. Yo ya me había encontrado una masa. Obviamente, yo sabía cómo examinarme. Estaba completamente confundida, pero aliviada de que el doctor no estaba preocupado. Camino a casa, pensé en buscar una segunda opinión, pero nunca se materializó.

Cinco meses después, en abril de 1972, tal vez porque tomé mucho sol con poca ropa al comienzo de la primavera me resfrié muy fuerte y regresé al médico, esta vez a un médico de medicina general. Al dejar el consultorio, en el escritorio de la recepcionista observé un libreto que me llamó la atención. Lo abrí y lo leí rápidamente, —Si usted tiene una masa en su seno, no camine, corra donde el médico—. Yo hice exactamente eso. Corrí de regreso al consultorio del doctor, y rudamente interrumpí un examen. Le mostré la masa, y él inmediatamente ordenó a la enfermera que me admitieran al hospital al día siguiente para una biopsia. Lágrimas caían por mi cara, corrí a informarle a mi esposo quien estaba feliz disfrutando de nuestra hija de 17 meses, Licia. Yo deseé que pudiera unirme a sus risas. En lugar de eso mis lágrimas me ahogaban.

Retornamos donde el ginecólogo Dr. X, quien, esta vez, estaba alarmado de encontrar la masa allí. Yo no podía creerlo. La misma masa, que cinco meses antes no lo movió, de pronto era fuente de preocupación. Extraño, yo pensé. Más tarde supe que el Dr. X sufría de narcolepsia[1], una enfermedad caracterizada por breves ataques de sueño profundo, esto no me sorprendió.

Al día siguiente consulté con un cirujano, el Dr. Harold Schmidt, quien no vio la razón para alarmarme, ya que no había signos aparentes de cáncer. Lo más pronto que podía ser admitida al Hospital era una semana. Aun cuando el cirujano me daba esperanza, yo tuve una premonición de que mi situación estaba lejos de ser buena.

La semana siguiente fue agonizante. Grandes decisiones tendrían que hacerse. El Dr. Schmidt me explicó su método de manejar el tumor, y nos dijo que éramos libres de consultar a otros cirujanos o escoger otro médico con diferentes opiniones.

Inicialmente preferí comenzar con la biopsia, y más tarde decidir por más cirugías. Pero el Dr. Schmidt me convenció de que la cirugía sería más exitosa si se realizaba inmediatamente. El creía que la biopsia debería ser leída en

---

[1] También conocida como **síndrome de Gelineau,** es un trastorno neurológico, no una enfermedad mental. Se caracteriza por la presencia de accesos de somnolencia irresistible durante el día.

congelación de una sección, así el tumor y otras muestras de tejido mamario serían rápidamente revisadas por un patólogo. El paciente estaría bajo anestesia general, así que si la masa era maligna, podían proceder con una mastectomía radical— remover el seno, junto con sus músculos adyacentes y los nódulos linfáticos que lo drenan. Entre más pequeña la masa, la cirugía sería más efectiva, y mejor los chances de sobrevivir. Él también pensó que removiendo los nódulos linfáticos era esencial para determinar la extensión del cáncer, y los métodos postquirúrgicos del tratamiento como quimioterapia, radiación, o ambos.

Sintiéndome con gran fe en su habilidad como cirujano y segura bajo su cuidado, firmé los permisos. Yo respeté su integridad y su habilidad, y me sentí muy bien al saber que era sensitivo de mi situación.

A pesar de todo el respaldo que recibí de mi esposo y amigos, yo estuve preocupada. De alguna manera, sabía que era maligno. Todo el mundo me decía que obviamente no era nada; la mayoría de las mujeres han tenido masas en los senos en alguna época de sus vidas. Yo no tenía de que preocuparme; yo era una imagen de salud.

Hubiera deseado de que por lo menos una persona me hubiera dicho, —Es maligno, entonces que…?— Y que me invitaran a abrir mi caja de pandora, ya llena de miedo, confusión y certeza de una pérdida que no sólo me afectaría mi estado físico y emocional, pero sacudiría los cimientos de mi concepto de mujer atemorizada. Pero nadie preguntó, así que sufrí en silencio solitario, preparándome para la batalla como un buen soldado.

Pasé muchas horas lamentando la anticipada pérdida de

un seno y varios días en la biblioteca leyendo acerca del cáncer y sus implicaciones. Un artículo en la revista *Time*[2] me dio algo de consuelo. En la portada de la edición de esa semana me ofreció algún consuelo, había una foto de una mujer joven que había tenido una reconstrucción de sus senos. Ella tenía un bikini. La imagen pasó al frente de mis ojos mientras seguía lamentando privadamente en lo más profundo de mi ser.

Pronto descubrí que mis miedos alrededor de la pérdida de mi seno habían trascendido a la pérdida de mi atractivo sexual. Mi sufrimiento se duplicó. Como una mujer joven y atractiva, tal vez influenciada por la obsesión americana de ser sexual, consideré los senos estéticamente necesarios. Amaba los bikinis, los vestidos escotados, los trajes sin sostén y me sentía muy vienen con ellos. Un miedo mucho más fuerte se apoderó de mí. Mi "italianidad" estaba amenazada.

Como una italiana, veía los senos no como un atributo sexual, sino como un órgano que sostenía vida. Cuántas mujeres vi en el sur de Italia, con sus niños en el pecho, dándose a ellos en cuerpo y alma? Todavía las veo lavándose en la fuente antes de amamantarlos, refrescando sus cuerpos cansados para prepararse para este acto bendito después de un día de trabajo en el campo. Cómo me iba a olvidar de las numerosas veces que fui a llamar a la nodriza cuando mi primito estaba listo para comer? Cómo podría concebir esta pérdida?

Mi concepto total de maternidad peligraba—un

---

[2] El Tiempo

concepto construido por arte renacentista, por todas las bellas madonas acunando su bebé en el pecho. Un cuadro sublime!. Adoraría evocar a todas ellas, pero especialmente una pintura de Leonardo Da Vinci: *Madonna lit*[3], sentada en absoluta paz, con su bebé en el pecho. Qué armonía encontré al recordar todo esto; que discordia en mi realidad.

Para mí era inconcebible privarme de un seno para alimentar a mi hijo en el futuro; el niño que espera concebir pronto. Quería tener más hijos. Quería entregarme totalmente a ellos, como hice con Licia y como mi madre lo hizo conmigo. Qué insignificante era la pérdida de mi sexualidad comparándola con esto. Me di cuenta que estaba sumergida en las aguas profundas de la vida, no cruzando las aguas superficiales de las apariencias.

Esta noción de la maternidad de la Madona era más poderosa que yo, y obscurecía la más seria amenaza que traía el cáncer—la pérdida de la vida. Yo lo leía pero no podía aceptarlo. Me sentí como los soldados de Tolstoi en su libro *War and peace*[4] quienes, camino a la batalla, se detenían para mimar a sus perros, jugar con ellos, reírse y disfrutar el momento. Qué maravilla que poseamos tal válvula de seguridad—una válvula que impide la entrada de pedazos de realidad para que podamos lenta y sistemáticamente sufrir una pequeña parte de la pérdida, sin sentirnos abrumados por la totalidad de ella.

---

[3] Virgen iluminada

[4] La guerra y la paz

La muerte nunca entró a mi mente. Quizás tal pensamiento me hubiera destruido totalmente, porque yo era una principiante en el mundo del sufrimiento. Qué tan maravillosamente estaba organizado nuestro cuerpo; que bien equipado estamos nosotros. Percibimos sólo lo que podemos digerir; sólo cargamos lo que podemos, sin colapsar bajo su peso. Como la máxima cristiana nos enseña, que ninguna cruz es muy pesada para sobrellevarla. Esto se volvió muy claro para mí.

La noche en el hospital fue la cima de mi angustia. El doloroso miedo de perder un seno estaba ahora compuesto por la preocupación de la anestesia, la cirugía en sí, el dolor. Sería capaz de tolerar un dolor tan intenso—yo, quien nunca había sufrido ningún dolor físico, excepto cuando di a luz? Pero ese dolor era para crear, no para perder.

Mis miedos no fueron aliviados por mi compañera de cuarto, quien se quedaba en la cama inmóvil, quejándose casi en silencio. Fui donde ella, le toqué la cabeza y lloré porque yo sabía que mañana me estaría quejando también, tal vez un poco más fuerte. Permanecí mirando a esta bella mujer que después sería una buena amiga. Me miré largo y profundo en mi nuevo espejo y lloré.

Mi sueño fue interrumpido por la voz alegre de la enfermera, pidiéndome que me quitara la ropa y me pusiera la bata del hospital. Yo aún estaba en mi vestido de verano. Y me sentía saludable en él, muy vibrante. En la bata del hospital me sentía sin esperanzas. Una vez en la cama, comenzaron una serie de exámenes preparatorios. Me había vuelto una paciente. Es sorprendente que rápidamente uno cambia de ser una persona regular a la anonimidad deshumanizada de un paciente. "Yo me adapto bellamente," pensé.

No podía dormirme esa noche. Pensaba en mi hijita que de pronto se encontraba sin su madre. Deseé que hubiera venido conmigo cuando nos registramos en el hospital. En lugar de eso, la dejé durmiendo. Pobre bebecita, que iba a pensar de mí? Por qué no le dije que regresaría pronto? Empecé a sentirme mal. Me sentí confundida; no sé por qué no lo hice. Debería llamar a mi casa y hablar con ella? Cómo una niñita de 17 meses podría entender mi angustia? Yo ni siquiera sabía si podía hablar; sentía una masa en mi garganta.

De pronto, fui una niña de nuevo. Recordaba mi hogar en Italia y cómo rezábamos juntos en tiempo de crisis. Me arrodillé, empecé a rezar el padre nuestro. Después de las palabras, "que se haga tu voluntad," yo no podía continuar. Me sentí etérea y tan llena de paz que me dormí. Me dormí en las manos de Dios y desperté con las tiernas manos de mi esposo la mañana siguiente.

Seis horas después, me desperté del sueño artificial de la anestesia, sólo que esta vez tenía el conocimiento de que la masa era maligna y que yo había tenido una mastectomía radical. Esto no vino como una sorpresa. El Dr. Schmidt, el cirujano, me lo había murmurado varias veces en el cuarto de recuperación. Y los ojos de mi esposo me lo comunicaron.

Pero yo había vivido la pérdida tan intensamente que no era una noticia. Ya estaba lista para comenzar el trabajo de curarme. Mi esposo me había reasegurado que juntos podíamos superar cualquier obstáculo. Me sentí en paz. Mi primera meta era curarme pronto. Cada onza de fortaleza que me quedaba era guiada a repararme. Yo no podía cargar mi mente con pensamientos tales como —Por qué a mí?— o seguir manejando mi enojo. Tenía que deshacerme de cualquier tipo de ansiedad de mi mente así que el cuerpo pudiera hacer su trabajo por sí mismo.

El cirujano se maravilló de sentirme llena de paz. Al día siguiente me explicó la importancia de permanecer calmada y descansar para que así el cuerpo pudiera movilizar todas sus fuerzas hacia la curación. Esto tenía mucho sentido. Pobre cuerpo, cómo podría manejar la angustia mental cuando tenía tanto para curarme? Yo también me sentí aliviada de que no sufría sola. Podría compartir cada dolor con Thomas y juntos lo manejaríamos muy bien. Aún el dolor físico se hizo tolerable.

Los cinco días siguientes, fueron calmados con la confianza de que nuestra vida no tardaría en ser tan hermosa como antes, y tal vez incluso un poco más completa. Licia vino a verme. Estaba callada y reservada. Sus primeras palabras fueron: —*Mami preghiamo Padre Nostro?*[5]— Ella quería que yo rezara el "Padre Nuestro" con ella. Ella juntó sus manitas en oración. Qué alegría! Tan pequeña ya encontraba refugio en las oraciones al Señor. Qué extraña coincidencia que la misma oración que me arrulló para dormir antes de la cirugía era la misma que Licia quería decir en ese entonces.

Traté de abrazarla, pero no pude. Las vendas eran duras, sólidas y cubrían todo mi seno, y el brazo del lado de la cirugía estaba inmovilizado. Cualquier movimiento me daba un dolor insoportable. Pero sólo su presencia me curaba, su

---

[5] Mami rezamos el Padre nuestro

sonrisa contagiosa; sus ojos brillaban con la promesa de vida. Sus visitas de cinco minutos me llenaban de vigor. Con ella no tenía que explicar cómo me sentía; agarrando sus manitas era suficiente.

¡Qué poderosos son los niños! Deseé que las generaciones de americanos no se aislaran; que los viejos y los enfermos estén en contacto con los niños y los sanos, que se sientan rejuvenecidos por ellos. Quise por un momento estar en Italia, donde los viejos y los jóvenes no están separados por millas, pero están a un paso de cada uno. Resolví entonces llevar a Licia a lugares donde viven los ancianos y compartir con ellos. Mi abuelo solía decir, que mientras haya niños alrededor, uno nunca se siento viejo. Entendí perfectamente lo que significaba para mí, también, estaba sintiendo el simple pero poderoso poder de un niño.

Nosotros tres amábamos nuestros cinco minutos juntos. Todos sentados cómodamente en la cama. Yo seguía curándome espléndidamente, no había necesidad de injerto de piel. Todo parecía estar bien. Y ahora juntos empezábamos a ver nuestro futuro, asegurándonos que esta era una pequeña nube negra en el cielo.

Pero esta existencia pacífica se iba a terminar pronto, era la parte calma del huracán. Muy pronto, una vez más, nos encontraríamos con otra ventisca.

2

Recuperación

*Which one of us can listen to the hymn of the
brook, while the tempest roars.*[6]

Kahlil Gibran

El informe del patólogo llegó y dos tercios de los nódulos linfáticos eran cancerosos. Esto era serio. El cirujano verbalizó sus temores tan honesta y suavemente como pudo. —Las cosas no son tan buenas como había pensado— dijo él. No estaba seguro de que tan grave era mi caso, trató de explicarlo con estadísticas: "Si hay 100 mujeres en esta situación, 75 sobreviven un año, 25 no sobreviven, y yo no sé dónde ponerte".

Adiós a los sueños de una mañana pacífica. Adiós a las

---

[6] Quién de nosotros escucha el himno del arroyo cuando la tempestad habla?

risas! Una sombra espantosa obscureció nuestro mundo. Lo sentimos, pero no hablamos de ello. Supongo que estaba allí todo el tiempo, amenazante, pero no lo habíamos reconocido o cerciorado de su existencia. Como un visitante nocturno vestido de negro pasó sin ser reconocido. Pero ahora, sentíamos su presencia y parecía más poderoso que nuestros miedos anteriores. La muerte, con toda su brutalidad, penetró en nuestros corazones. Ahora estábamos suspendidos entre la vida y la muerte. Dejamos de hablar; una lágrima, un apretón de manos era todo lo que podíamos expresar.

Para una paciente de cáncer, la cirugía es desafortunadamente el primer paso. Después sigue un camino largo, exámenes de laboratorio, radiación, quimioterapia, toda la combinación de estos. Sin embargo, es a través de este camino laborioso que uno comienza a alcanzar un diferente nivel estable como un *plateau*[7] de vida. Me sentí como Dante en *The inferno*[8], recorriendo un camino obscuro en el bosque. No sabía a donde iba, pero con Thomas y Licia, yo podría cruzar el Rio Styx. Como Dante, yo necesitaba un guía, un Virgilio para ayudarme en este infierno terrestre, y Beatriz para darme una nueva visión de la vida.

Mi Virgilio era mi esposo, que constantemente estuvo a mi lado y me ayudó con cada cambio de las vendas y supervisó que yo fuera tratada con mucha suavidad. Un cambio de venda no era normalmente gran cosa, pero

---

[7] plataforma

[8] El infierno

después de varios días de cambios, yo desarrollé quemadura al esparadrapo y al removerlo abruptamente me causaba un dolor inmenso. Durante las primeras semanas, Thomas me tomaba de las manos y trataba de divertirme con su humor maravilloso, pero el dolor se hizo tan intolerable, que él con mucho tacto se encargó de eso. Él tenía una técnica maravillosa: con una mano él levantaba una esquina del esparadrapo, y con la otra mano sostenía la piel para minimizar el jalón. El hacía este procedimiento tan despacio y suavemente que yo ya no sentía casi dolor. Cuando la herida estaba expuesta la enfermera se hacía cargo de la curación.

Esta fue una buena experiencia para ambos. Le dio a Thomas la oportunidad de ver la herida y a comenzar a adaptarse a ver como mi cuerpo cambiaba. También le dio la oportunidad de darme informes sobre la situación de la herida.

La primera vez que la vio debió ser una experiencia traumática. Sin embargo, su cara no mostró horror. En lugar de eso dijo, dándome ánimo: —El Dr. Schmidt es un artista; él hizo un trabajo bello. Se ve muy bien—. Él fue un buen actor! Posteriormente, me dijo que había sido traumático ver la herida.

"El trauma era secundario a la naturaleza de la herida, y no a su localización. Hubiera sentido lo mismo si hubieras tenido una quemadura en la pierna o en el brazo. El hecho de que un seno había sido removido no parecía tener mucha relevancia. De hecho, no hay nada bonito acerca de cualquier clase de herida, pero es algo que sólo el tiempo cura, física y psicológicamente".

Él también me dijo que la primera vez que removieron

las vendas, sintió un efecto estremecedor. La herida se veía mal, pero él no iba a decir eso. Sostuvo la respiración e hizo su trabajo. Después de cuatro o cinco veces se volvió una rutina. El me leía para disipar el dolor y calmarme durante las largas horas de la tarde. Por la noche, nos acercábamos a los pensamientos de muerte. El sentido de desolación podría ser abrumador cuando se está sola en el cuarto del hospital. Las luces deprimentes, el murmullo de las voces, las flores secándose, y el silencio que se debe mantener. Yo estaba agradecida de que las horas de visita para Thomas fueran flexibles y se quedaba conmigo cada noche hasta que me dormía. Esto era un gran consuelo para mí, cerrar los ojos sintiendo su mano y la comunicación de vida entre nosotros.

Mi Beatriz era mi Licia, una niña de 18 meses que me dio fuerzas para mover montañas. Qué calladita, qué espiritual. Ella me hacía rezar. Tan pequeñita y buscaba refugio en El Señor. Esto me daba paz, si yo me moría, por lo menos le había enseñado el concepto de Dios. Cada vez que sostenía su mano sentía un apoyo, y sentía el éxtasis de la vida. Mi Beatriz me daba una visión del cielo aunque a veces me reprochaba por haber desaparecido de su vida temporalmente.

Mi regreso a casa estuvo ensombrecido con el plan de tener radiación como terapia. Había leído el efecto de la radiación en las células sanas y el posible daño a los pulmones. Sin embargo, este temor fue de corta duración. El cirujano no estaba seguro si a este punto la radiación sería efectiva. Un estudio para explorarlos huesos tenía que hacerse para determinar si el cáncer había hecho metástasis; y si había penetrado en la médula ósea.

Teníamos que enfrentar un nuevo temor: Oh, cómo había deseado, esperado y rezado para que el estudio fuera negativo, así yo hubiera tenido la radiación en el esternón (hueso del pecho). Lo que parecía una tragedia hace un poco tiempo, era ahora la misma cosa por lo que yo había rezado. Qué relativo son nuestros miedos! Yo recordé un refrán que vi en un letrero del parachoques de un auto: —Yo lloré porque no tenía zapatos, hasta que vi a un hombre que no tenía pies—.

A pesar de la confusión emocional, estuve eufórica al pensar que iba a regresar a casa. Yo anhelaba tener ese medio familiar: la alcoba, mi hijita, la cuna donde yo había permanecido muchas noches cantándole canciones de cuna.

La recepción en mi hogar fue espléndida. Thomas y mi madre prepararon nuestra casa como si viniera un visitante de otro país. Todo estaba bellamente arreglado. La cama estaba hecha estilo italiano, con la ropa de cama con bordados y un cubre lecho de satín hecho para una reina; una botella de champaña sobre la mesa. El hogar, sin embargo, no era completo sin Licia, quien vendría desde la casa de la abuela Carlson. Mi cuello se ponía tieso de mirar por la ventana el auto del abuelo Carlson. Cuando Licia finalmente llegó, me vio; pero en lugar de venir a mí, corrió alrededor de la casa como un pajarito, que después de una larga búsqueda, había encontrado su nido, y quería estar segura de que esta era su casa. Todos estábamos emocionados. Tomamos champaña como si fuera el néctar de la normalidad y del amor.

Cuando Licia se fue a dormir esa noche, yo quería estar cerca de ella para cantarle sus canciones favoritas. Qué débil me encontraba! Me arrodillé tratando de ganar fuerzas, y Licia pensando que yo quería rezar, comenzó a cantar —*Our Father*[9]...—

Ahora, en mi casa me volví más consciente de mi fortaleza. En el hospital, todos eran débiles como reflejos del uno y del otro. La lenta caminata en el corredor era una gran conquista. En mi hogar, sin embargo, fue una historia diferente. Los miembros de mi familia normalmente eran sanos. En casa, mi debilidad estaba en fuerte contraste con el zumbido alrededor de los sanos. De cierta manera, uno debe aprender a reconocerla y a manejarla. Es como mirarse a través de un espejo de aumento, todo se vuelve enorme.

Pronto me di cuenta que venir de un estado de paciente desvalido del hospital a las condiciones normales de independencia saludable, era más difícil que lo contrario. Recordé qué corto fue el cambio pues en 12 días me volví una paciente. Me di cuenta que este segundo período de adaptación era más difícil, y que yo debía darme cuenta de esto y manejarme a mí misma y a mi familia con menor estrés posible. Un dicho favorito de los seguidores de Gestalt es: *Do not push the river*[10]. Yo supe que no podía forzarme a la vida, sino dejarme llevar por la corriente.

Decidí que me iba a tratar con firmeza, pero suavemente. Me iba a dar un tiempo para curarme, para recuperar mis fuerzas, y aceptar ayuda. Un esquiador incapacitado no se coloca encima de la montaña para precipitarse desde lo alto.

---

[9] Padre Nuestro

[10] No provoquen el río

Así, por qué me debía poner metas inalcanzables? Había pasado por mucho estrés y sufrimiento durante el mes pasado. Por qué añadir más? Vivir día a día era mi meta. Pensar en términos de un día a día era mi plan.

Como sabía que mi primera semana en casa iba a tener una gran adaptación, mantuve un horario muy simple. Mis metas no eran ambiciosas, y podría alcanzarlas fácilmente. A menudo, siento que nos propusimos metas poco realistas, y cuando no podíamos lograrlas, nos sentíamos frustrados y deprimidos. La vida nos trae suficientes experiencias desalentadoras; yo no iba a añadir mis propias experiencias. Me cuidaba al extremo para no permitirme caer en una depresión.

Mi primera preocupación era recobrar la movilidad de mi brazo. La mastectomía radical implica remover los músculos pectorales. Así, un nuevo grupo de músculos del brazo interno, entre el hombro y el codo tenían que enfrentarse para hacer el trabajo que hacían antes los pectorales. Una serie de ejercicios deberían ser practicados diariamente para que el brazo volviera a ser funcional. Los ejercicios eran dolorosos y admito que no me entusiasmaba hacerlos.

Licia amaba marcar en la pared qué tanto podía levantar mi brazo. Ella disfrutaba el papel de padre-maestro. Ambas mirábamos de frente la pared y con nuestras manos, subíamos a lo alto de la pared, tan lejos como podíamos. Licia insistía que cada milímetro—el más leve progreso debía registrarse (una pequeña consolación para el paciente de la mastectomía es que nunca va a tener pedazos de piel colgante al envejecerse, si ella tiene la suerte de alcanzar la vejez).

Los ejercicios consumían mucha energía y tiempo, ya que

los practicaba tres veces al día, regularmente. Después de cada sesión, Licia y yo teníamos como recompensa un plato de frutas bellamente arregladas por mi madre, a quien a veces se le salía una lágrima mientras miraba nuestros esfuerzos. Después de ello descansábamos un poco para ganar energía para una caminata pequeña, o leer un cuento a mi pequeña ayudante.

Como los ejercicios eran agotadores, yo tenía cuidado de no sobrepasarme demasiado en otras actividades. Estaba segura de guardar mis energías para los ejercicios, había decidido recuperar el uso de mi brazo y ser capaz de levantar a Licia y abrazarla como antes. El Dr. Schmidt me explicó que era crítico hacer los ejercicios en las dos semanas después de regresar a la casa, porque de otra manera, el brazo se atrofiaría y nunca podría ganar el completo control de él. El espectro de tal posibilidad me motivaba a mantener esta fuerte rutina.

De esta manera, mis dos primeras semanas en la casa, las pasé haciendo muy poco, por regla general, pero mucho para alguien que había tenido una cirugía mayor. Aún sentarme en la mesa y comer era un reto después de dos semanas en la cama del hospital. Encontré que salir de la casa, una simple caminata me producía mucho cansancio. Evitaba ir a los centros comerciales y estar con mucha gente.

En las noches, después de que Licia se iba a dormir, siempre trataba de pasar el tiempo con Thomas. Para esto, también, necesitaba guardar energías. Tomaba una siesta antes de que él llegara para no parecer o sentirme muy agotada. Encontré estos momentos calmados muy bellos. De cualquier manera, estábamos aprendiendo a estar juntos de nuevo. Estar en casa podría ser agotante; sin embargo, si usted reserva las energías puede ser una experiencia curativa. La clave es vivir simple y prudentemente, y sobre todo, vivir día a día.

El estudio de los huesos fue programado para un viernes. El suspenso era intolerable. Tenía que esperar todo el fin de semana para recibir los resultados. La pérdida de mi seno comenzaba a borrarse de mi memoria. No hablábamos más de eso; había mucho en que pensar y preocuparse.

Mi pequeña Beatriz, sin embargo, daba muestras de alegría. Ella me ordenaba que participara en todos los aspectos de la vida incluso cuando la sombra de la muerte me rodeaba. Me molesta la muerte cuando tenemos niños para cuidar. Los niños son poderosos! Ellos pueden disipar la noche con sus demandas atrevidas, con su curioso humor y su sabiduría calmada.

Para el domingo, Licia me tenía tan entretenida en sus actividades y rutinas, que a veces parecía que nada había cambiado en ese tiempo. El cáncer se sentía lejano; la vida me llamaba para participar en sus muchos rituales y bendiciones. Licia y yo jugábamos, leíamos libros, cantábamos canciones, pero especialmente hacíamos los ejercicios.

Cuando finalmente pude levantar mi brazo completamente sobre mi cabeza, nos emocionamos y Licia aplaudió alegremente. Ella estaba suspendida entre la alegría y su sorpresa sobre tal celebración por una cosa tan simple como levantar los brazos. Su comprensiva confusión revelaba lo penetrante que eran para ella mis experiencias. Damos por sentado el buen funcionamiento de nuestros cuerpos. Me sentí como un alpinista orgullosa pero exhausta. Mi esposo me regaló una raqueta de tenis. Licia y yo salimos a golpear la pelota contra la parte trasera del edificio de la escuela. Licia, como joven, se sentía orgullosa y un poco responsable de mis logros Me di cuenta durante esta terrible experiencia que es importante involucrar a los niños en nuestras luchas. Todavía, se necesitan niños para que nos ayuden a encontrar estos poderes. Los niños aceptan y rechazan, intuitivamente, cada aspecto del problema y lo manejan gradualmente, así desarrollan fortalezas.

El escaneo óseo fue negativo, no había rastros de cáncer en los huesos. Después de que me sanaron las heridas, comencé la radiación. La primera sesión fue traumática. La primera vez, deseé mi cirugía, perdí mi paciencia, y resentí el estar rodeada de gente mayor. Sentí que yo no pertenecía a este lugar.

La vista del cuarto de la radiación me atemorizó—una máquina colgaba con una camilla debajo. No tenía idea de cuánto me iba a acercar a la máquina, y sola en ese cuarto me sentí aplastada, y por primera vez sentí rabia. Pero la rabia no me duró mucho. Tuve que acordarme de la relatividad del sufrimiento.

Cuando salí del cuarto de la radiación vi a mi esposo cargando a un niño pequeño, mientras su madre iba al baño. El bebé sólo tenía 6 meses y era el próximo paciente que entraría a ese cuarto triste. Me arrepentí de mi rabia y de mis palabras, —Dios, yo no debo estar aquí—. Si ese niño pequeño pudiera hablar tendría derecho a decir, —Qué estoy haciendo aquí con esta vieja Teresa Carlson?— Una vez más me sentí humilde, y de allí en adelante, comencé a pensar acerca de la universalidad de sufrir. Decidí que la rabia no era constructiva, comencé a pensar positivamente acerca de cómo vivir.

Las siguientes cuatro semanas, a las 8 de la mañana me encaré con ese cuarto triste. Para calmarme, tan pronto me acostaba en la camilla, hacía ejercicios abdominales de respiración. Estaba consciente de esos rayos que estaban matando células sanas en mí. Para deshacerme de ese horrible pensamiento, deliberadamente dirigía mi mente a una memoria feliz. Una mañana recordé cuan vibrante me sentía durante mi embarazo, cuando sentí los primeros signos de vida. Me reí cuando recordé cuando, en mi última semana de embarazo una gran "patada" de Licia me levantó mi vestido. Yo estaba presentando un examen en ciencias políticas en ese entonces. La cara del profesor fue algo para recordar. Él podía fácilmente mejorar cualquier controversia política, pero un parto? No, gracias! Con esas imágenes que venían a mi mente fui capaz de conciliarme con ese cuarto terrible.

Ya que la radiación me agotaba, encontré que necesitaba mucho descanso al regresar a la casa. Me sentía cansada, con náuseas la mayor parte del tiempo. Las 2 últimas semanas de terapia me dieron otro problema. No podía tragar; era como si tuviera una masa en mi garganta. Esto, lo encontré como un período peligroso en términos de salud física y mental. Parecía fácil sucumbir al horror del cáncer. Sin embargo, para prevenir debilitarme, traté de comer bien y abundante durante las dos primeras semanas del tratamiento. Cuando los síntomas se acentuaban, seguía comiendo bien a pesar del dolor. Tomaba líquidos y comidas suaves, así mi estómago no los tolerara.

Recordé el consejo que me dio el capitán del barco

cuando emigramos al Canadá en 1958, era útil: —Nunca dejes de venir al comedor—, decía —aunque sientas náuseas o no. Es mejor vomitar comida que bilis.— No estaba segura de su lógica, pero seguía su consejo, y para mi sorpresa, trabajó. Fui una de las pocas pasajeras que bajó del barco sin necesitar ayuda cuando llegamos a Halifax. De esta manera, sobreviví la radiación sin mucho esfuerzo físico o angustia mental. Es muy importante mantenerse fuerte; y reconocer que la radioterapia es una inconveniencia temporal.

También me mantuve de buen humor con lecturas livianas y ligeras, nada muy serias o graves. Cuando no estaba descansando me distraía con los placeres simples de la vida, como caminatas, caídas del sol, canciones de niños, y buena compañía. Me rodeé con gente de disposición alegre, en lugar de los que sentían pesar por mí. Sobre todo evitaba conflictos. Recibía mucha ayuda de mi madre y mi suegra, quienes manejaban la casa. Yo contribuía haciendo un trabajo liviano cada día. Cuando la terapia de radiación se terminó, yo era capaz de hacer más y más y lentamente tomé las riendas de mi hogar y sus responsabilidades.

Para una mujer que no tiene madre o suegra que le ayude, los trabajos específicos pueden delegarse al esposo, a los hijos y a sus buenos vecinos. Si esto no es posible hay buenas organizaciones a través de las iglesias compuestas por hombres y mujeres que pueden ayudar con los niños, la cocina y el descanso. No trate de ser una heroína y hacer más de lo debido. La fuerza de este país se evidencia por la unión de los voluntarios. No rechaces ayuda. Le darás gran placer a alguien que está feliz en sentirse útil y compartir tu responsabilidad.

Pronto, yo tendría que enfrentar otros aspectos horribles de mi enfermedad.

Después de la radiación, el radiólogo y el cirujano me recomendaron no tener más hijos. Qué doloroso fue eso! Yo quería tener más niños. No sólo para mí, sino para mi hija. Quería que ella disfrutara la familia que yo tuve rodeada de 4 hermanas. Entendí lo racional de este consejo. Las investigaciones indican el peligro de tener hijos después de la radiación, debido a la posibilidad de células cancerosas flotando en el cuerpo, las cuales podían ser activadas por el embarazo. La radiación podría causar niños deformes. Entendí; pero me sentí muy desilusionada.

Otra desilusión me esperaba. Supe que yo no podía tener reconstrucción del seno como la muchacha de la revista *Time*[11]. Con una mastectomía radical, la reconstrucción era imposible, porque no había nada para construirla. Aún, esta desilusión, al pie de mi inhabilidad de tener más hijos, parecía menos significante. De nuevo, mi instinto maternal ensombreció la preocupación estética.

Este fue un periodo debilitante. Ese domingo, fui a la iglesia, y el pensamiento se reposó en mi mente, lento aliviando mi espíritu herido. —Debe ser humano mantener rabia contra sus hermanos y esperar curación de Dios?— Esto permaneció conmigo todo el día. Yo pensé que bien me había recuperado de la cirugía, que fuerte estaba mi brazo, como me sentía de pacífica a pesar de haber pasado por tantas pérdida y dolorosas experiencias. No sentí rabia con el

---

[11] Tiempo

Dr. X, quien originalmente hizo el diagnóstico incorrecto; al contrario, sentí pena por él y preocupación de los efectos que su enfermedad haya causado en otros.

Estaba en un estado contemplativo. Apreciaba y disfrutaba de este tiempo de inactividad. Me sentí como un niño que necesita mucho sueño para que el cerebro filtre todos los estímulos que lo bombardean a diario. Para renovar mi espíritu, tuve que dejar que la vida me encontrara. No había llamadas inmediatas para ninguna actividad y por esto me sentía agradecida. Todavía más, estaría cansada? Si me venía este pensamiento su peso se aliviaba con sólo la pregunta, pero lo dejaba pasar como una nube en un día de primavera.

Yo era muy amable conmigo misma y trataba de recordar solo eventos felices, con el fin de no perturbar la salud mental que había tomado lugar en mí. Me sentía feliz por todos los que conocía—el amor de Thomas, la alegría de Licia, la total devoción de mis padres. Cuando el amor se conoce en todo su sentido, libera el espíritu de todas las cadenas y una vez liberado se eleva diariamente sobre los pantanos a un estado de claridad y bendición. El amor de Thomas, su dedicación y comprensión me permitieron enfrentar la tempestad de mi vida, y recoger los beneficios en lugar de sumergirme en desesperación. Juntos, yo sabía que podríamos luchar aún con el pensamiento de la muerte que cada dolor me enfocaba a ella. El amor de Thomas, había hecho posible para mi "escuchar al himno del riachuelo mientras la tempestad rugía."

Comencé lentamente a intoxicarme con la vida—sus rutinas diarias, sus rituales benditos. Sentí su ritmo palpitante dentro de mí, y me di cuenta que mi espíritu había sanado. Supe entonces, que mi inactividad pronto iba a acabar, pero tenía que ser paciente. El tiempo es la cura más grande, así levanté mis hombros altos y me embarqué en el viaje de la vida.

3

La segunda caída

Antes de que el médico te diga que tú vas a tener una vida corta, imagínate que eso te llevará a vivir una vida tremendamente emocionada y haces todo lo que has soñado hacer. Pero una vez que el juicio del médico es decreto, tú no te excedes en extravagancias. Todo lo que deseas es seguir el ritmo normal de la vida: levantarse, ver a tu hija, tomar una taza de café, respirar el aire fresco. Tú anhelas los rituales ordinarios de la vida.

Encontré que durante los cuatro años siguientes a mi cirugía anhelaba mis más amadas rutinas diarias. Se volvieron preciosas para mí. Me acuerdo una tarde de invierno cuando decidí preparar la cena cerca de la chimenea. El fuego me daba la sensación de lo esencial en la vida. Estaba emocionada, como si fuera la primera vez que tocaba un sartén. Estuve ebria de alegría. —Thomas, Licia, el fuego y canciones napolitanas de Mario lanza. Qué más podría desear?— exclamé.

—Te olvidaste de ti, mami—, me contestó Licia. Cómo me tocó el corazón. Mi Licia, también vio más allá de la cena real. Ella sintió la alegría de tener a su madre de regreso. Yo estaba agradecida por esta tarde. El cáncer se veía lejano. Yo brillaba en cuerpo y espíritu.

Tal intensidad de sentimientos, encontré, muy común después del cáncer. Todavía, tenía que evitar ponerle presión a la gente alrededor de mí con el perpetuo fervor. Sentí que no podía imponer este régimen continuo a mi familia, aunque cada respiración para mí era celebración de vida.

La alegría de vivir cada día se aumentaba. Miraba hacia arriba más a menudo; percibí sonidos que no había oído antes. Una hora de sol—se volvía una bienaventuranza. A través de mi camino de dudas, esperanza, pérdidas, agonía y éxtasis, yo había adquirido esa sabiduría de la edad en que muchos poetas aspiran—vivir día a día, y me acordaba de las palabras de Thoreau:

> ...*I wished to live deliberately, to front only the essential facts of life, and see if I could not learn what it had to teach, and not, when I came to die, discover that I had not lived. I did not wish to live what was not life, living is so dear; nor did I wish to practice resignation, unless it was quite necessary. I wanted to live deep and suck out all the marrow of life, to live so sturdily and Spartan-like as to put to rout all that was not life, to cut a broad swath and shave close, to drive life into a corner, and reduce it to its lowest terms, and, if it proved to be mean, why then to get the whole and genuine meanness of it, and publish its meanness to the world; or if it were sublime, to know it by experience, and be able to give a true*

account of it in my next excursion.[12]

Cuando todo anda bien en nuestras vidas, tenemos la tendencia de embebernos o suspendernos en algún lado entre el pasado y el futuro. La nostalgia del pasado, suspirando por el futuro nos torna a olvidar el día que está pasando, como un niño que agarra a su madre de la falda, ignorando que está ocupada preparando una fiesta para mañana; o al enfermo que nos visitamos hoy y mañana se ha ido. Suspendemos el amor de hoy hasta mañana, cuando deberíamos sentirnos más capaces de darlo.

Si pudiéramos escuchar a los niños y observarlos, seríamos más sabios. Una niñita pregunta: —Mami, cuándo es mañana?—

—Mañana es cuando tú despiertes.—

La niña despierta en la mañana y pregunta: —Es ahora mañana?—

Somos como el *Sisyphus*[13] de Camus cada vez que pensamos en mañana: hay un anhelo sin fin por ello, pero nunca un logro.

---

[12] ...deseé vivir deliberadamente, enfrentando sólo los actos esenciales de la vida, y ver si podía aprender lo que tenía para enseñar, y no, cuando llegue a morir, descubrir que había vivido. No quería vivir lo que no es vida, vivir es tan precioso; ni quiero practicar la resignación, a menos que fuera absolutamente necesario. Quería vivir profundamente y extraer toda la médula de la vida, para vivir con firmeza y de manera espartana como arrancando todo lo que no es vida, para cortar una franja amplia y pasar rozando, manejando la vida en un rincón, y reducirla a su mínima expresión y, si resultó ser maligno, ¿por qué entonces tomarlo todo con mezquindad genuina y publicarlo al mundo, o si fuera sublime, saberlo por experiencia, y ser capaz de dar una verdadera cuenta de ello en mi próxima excursión. (Henry David Thoreau, *Walden*).

[13] Sísifo

El segundo cumpleaños de Licia para mí fue una victoria. Cuatro meses antes, yo pensé que no lograría celebrarlo. Fue una gran alegría verla soplar sus velitas. *Qué felicidad cumplir años*, decía su sonrisa, y sus ojos brillantes. *Qué feliz estar viva*, decían las lágrimas de su madre.

La celebración me llevó a tener pensamientos profundos. Yo contemplaba que cuando dejamos el mundo de belleza y alegría, y entramos al mundo de la realidad y tristeza, nos atemorizamos de soplar las velas. Nos Vemos envejeciendo. Nuestro cuerpo se debilita y nuestro espíritu se envejece. Y nos percibimos como si no tuviéramos valor. En lugar de sentirnos más sabias con la edad, nos volvemos decadentes. Las numerosas velitas en nuestra torta deben ser un signo de orgullo de que la vida ha sido buena con nosotros. Aquellos que batallan por sobrevivir saben lo grandioso que es tener muchas velitas para soplar.

Cada pequeño incidente me ponía a meditar. En cierto sentido envidiaba a las madres jóvenes que expresaban alivio cuando almorzaban lejos de sus hijos; a las madres que no podían esperar a que abrieran las escuelas para que sus hijos regresaran. Yo no tenía el lujo de decir, —Hoy estoy ocupada; pasaré el día de mañana con mi hija—. No podía posponer mi vida para mañana; tenía que amar el día de hoy.

Todavía, me encontraba ilusionada con el futuro, aunque trataba de vivir en el presente. Me acuerdo un domingo después de ir a la iglesia cuando fuimos a almorzar. Mi corazón se encogió mirando a las mujeres jóvenes, tímidas, temerosas, sentadas con sus padres. Estábamos en una ciudad universitaria y ellas se estaban embarcando en una nueva experiencia universitaria. Qué suerte tenían los padres que veían a sus hijos ir a la universidad; aún no sabían de su suerte, el tiempo era de ellos y la vida era un hecho. Deseé y recé que yo también pudiera ver a Licia ir a la universidad, pero entonces pensé, —Primero tengo que verla ir a la guardería—. Sonreí al ver qué fácil es vivir para el futuro aún para mí, que constantemente trataba de bañarme en las aguas del presente.

Mi conciencia del paso del tiempo se amplió para incluir todos los aspectos de la vida. Desperdiciar, era para mí uno de los pecados capitales. Desarrollé una gran reverencia por cualquier forma de vida, que transcendía la mía. Como parte de la raza humana, yo me sentía embebida en sus batallas y victorias. En consecuencia, cada vida me sostenía, así como la muerte me disminuía. Cada muerte de cáncer, de alguna manera, se volvía mi muerte; ya que yo era un nuevo miembro de este grupo que sufría. John Donne elocuentemente expresaba este sentimiento *Meditation 17*[14] Había leído este poema muchas veces en mi juventud, pero nunca me había tocado como cuando probé las aguas saladas de la vida.

> *No man is an Island, entire of itself;*
> *every man is a piece of the continent,*
> *a part of the main; if a clod be washed*
> *away by the sea, Europe is the less, as*
> *well as if a promontory were, as well as*
> *if a manor of thy friend's or of thine*
> *own were; any man's death diminishes me,*

---

[14] Meditación 17

*because I am involved in mankind, and
therefore never send to know for whom
the bell tolls; it tolls for thee.*[15]

También me enteré de cómo sufrimos intensamente por equivocaciones. Lo que aparentemente es de mucha importancia para otros—pérdida de una propiedad o la adquisición de posesiones materiales—para mí era una trivialidad. La destrucción de la vida, abortos o suicidios me entristecían. Una casa vacía que se quemaba no sólo era una pérdida en sí—la vida humana era una pérdida espiritual. A veces lo que comenzaba como una batalla personal, se volvía más grande que la persona, más grande que su propio sufrimiento.

Aunque yo estaba viviendo con mucha intensidad, mi vida se estaba normalizando. Los días se llenaban de varias actividades. Yo iba a reuniones de la junta de la cofradía de la ópera, donde argumentaba apasionadamente mantener la ópera en su forma original. Una vez a la semana, iba de voluntaria al Centro Beekman, escuela que servía a niños con necesidades especiales, ayudando a los minusválidos en el Centro de Vivienda. Cantaba en el coro y enseñaba italiano en las clases nocturnas de la Universidad del Estado de Michigan. Sobre todo, disfrutaba visitando la escuela de Licia y enseñándoles italiano a los niños.

---

[15] Ningún hombre es una Isla, en sí mismo
Cada hombre es una parte del continente,
Una parte del todo; Si un terrón es arrastrado por el mar, toda Europa queda disminuida así como una casa de tu amigo o la tuya propia:
la muerte de cualquier hombre me disminuye, porque esto comprometido con el género humano, y por lo tanto nunca preguntes por quién doblan las campanas.

La herida se iba borrando y el ritmo de la vida comenzaba de nuevo. El tiempo es la mejor cura. Era 1976. Cuatro años habían pasado y con la excepción de pequeños recordatorios, como una muerte por cáncer o un dolor vago. El cáncer había tomado un lugar secundario. Me seguía sumergiendo en más proyectos. Había encontrado un bello balance en mi vida hogareña y mi mundo fuera de la casa. Pero de repente, sin ningún anuncio, el horror de hace cuatro años comenzó de nuevo.

Fue como centella. Fui a ver al Dr. Leo Mhoney a la Clínica de Cáncer en Toronto para un chequeo general anual—mamografía, termografía y xerografía. El médico analizó los resultados inmediatamente. No fui a casa y me dijeron que me darían los resultados en una semana, como pasa siempre. Sorprendentemente, todos los exámenes sofisticados fallaron en mostrar la masa. Tuve suerte que el médico insistiera en examinar el seno, de todo modos; de lo contrario me hubiera ido a casa feliz, pero con el enemigo acechando dentro de mí, otra vez sin detectarlo. A pesar de la tecnología moderna la mayoría de los bultos se encuentran al tacto.

El realizó una aspiración, al sacar el líquido succionando la masa, determinó que no parecía maligno y me aconsejó que volviera de nuevo en un par de meses. Esto fue el comienzo de 1976. Regresé a los Estados Unidos, con el mismo sentimiento pesimista de hacía cuatro años. Tenía la intuición, que la masa era cancerosa.

Mi esposo y yo decidimos ir a ver al Dr. Schmidt; el cirujano que me había tratado antes. Otra vez, no hubo signos de cáncer, pero él pensó que lo mejor era hacer una biopsia, por lo de mi historia. El Dr. Schmidt sugirió una biopsia por congelación, el mismo procedimiento anterior por si la biopsia era maligna. Esta vez consulté una segunda opinión, yo quería consultar con médicos que creyeran en otro método de cirugía.

Estaba preocupada de pasar por otra mastectomía radical. Otros cirujanos me dieron los pros y los contras de cada tipo de cirugía, pero el Dr. Schmidt se opuso al método de obtener una biopsia y después decidir la clase de cirugía. Él creía que si yo tenía una biopsia por congelación, le daba la oportunidad de enviar varias muestras de tejido al patólogo para examinarlas, y que él no removería mi seno a menos que existiera un cáncer. De nuevo, el procedimiento que el optó fue por una cirugía agresiva. Había hablado mucho con mi estimado amigo, el Dr. Luis Posada, acerca del método de biopsia por congelación y él me confirmó que era la mejor manera de detectar células microscópicas cancerosas en áreas adyacentes. Él, usaba el mismo método en cirugías del cerebro.

Él me aseguró que con frecuencia la primera muestra era benigna, mientras que otras muestras tomadas como sospechosas en zonas adyacentes resultaban ser cancerosas.
Así, que regresé al Dr. Schmidt, quien al final me convenció que esta era la manera más segura y efectiva. Y así fue, él estuvo acertado.

De nuevo, la semana antes de la cirugía fue un infierno. Esta vez, tuve suerte porque la abuela de mi esposo de 94 años estaba conmigo. Vivimos juntas esa semana trágica. Éramos la antítesis de cada una. Ella imploraba por la muerte en lugar de vivir; y yo solo por vivir. Rezábamos para que mi masa desapareciera. Y seguíamos una rutina diaria de chequear y re chequear. Mi madre y mis hermanas llamaban cada día, preguntando si la masa había disminuido. Yo profundamente sufría al ver a la abuela rezando al Señor que ella muriera en lugar de mí.; esperando que su muerte me diera la vida. Mi aprehensión acerca de la cirugía era diferente esta vez. No era lamentar la pérdida del seno; yo me lamentaba por el laborioso camino que tendría que caminar. Antes de la primera cirugía, tenía miedo a lo desconocido; esta vez, enfrentaba lo conocido. Ya no era un infante en el mundo del dolor, pero era una adulta madura, que tenía dudas de viajar por este pesado camino.

Mi tarea era no sólo hacer investigaciones en la biblioteca, sino preparar a mi hija de 5 años, que ya no podía dejar dormida esta vez. Ella temía ver mi partida. Traté de que ella participara en mi sufrimiento; pero tendría cuidado de no ponerle demasiada presión. Ella estaba feliz de vivir y disfrutaba sus días de verano. A través de ella vi que la vida fluye hacia adelante y no hacia atrás; unos pasos para para llorar, pero luego continúa la marcha. De nuevo me encontré suspendida entre la vida y la muerte. Así como alcancé el éxtasis de la vida, vi la caverna de la muerte—me quedé suspendida entre la alegría y la tristeza, y oscilando de un lado al otro con gran fuerza.

Esta suspensión fue especialmente palpable el día antes de ir al hospital. Era mi cumpleaños, y los celebramos. Todos fueron maravillosamente generosos con regalos—cada uno simbolizaba nuestra vida feliz. Mi familia me apoyaba con mucho tacto. Se preocupaban de mi futuro, pero nadie quería dejar saber sus miedos secretos. Los Carlson eran estupendos.

Su presencia me aseguró que todo estaba bien. Licia contenta y no sabiendo de mi torbellino tocó: "Feliz cumpleaños" acompañada de su violín, y me ayudó a cortar la torta.

Yo no podía dejar de pensar que este podría ser mi último cumpleaños. Caí de nuevo en un patrón familiar de pensamiento. Me pregunté —Que me traerá el futuro: mucha vida o batallas por sobrevivir?— Cómo quisiera envejecerme al lado de mi esposo y, ver a Licia a través de los gloriosos estadios de la vida. Me parecía normal desear estas cosas. Pero sólo Dios conoce el futuro. Muchos nadadores nunca alcanzan las orillas de la vida. Ellos se ahogan cuando desean estar en la tibia arena de la playa.

La noche antes de la cirugía, me encontré sola en el mismo cuarto, la misma cama, número 2. Insistí en que Thomas se quedara en casa con Licia. No tenía miedo de la cirugía. Esta vez, estaba más interesada en escribir un cuento de fantasía para Licia acerca de mi vida—de cómo había conocido a mi esposo y cómo ella vino a nosotros. Lo escribí de una manera pueril y se lo envié para que lo leyera el día de mi cirugía.

En la historia yo describía nuestra existencia de sueño, nuestra vida encantada. Thomas era mi príncipe que me había presentado a un mundo maravilloso. Yo era una princesa extranjera dispuesta a aprender todo sobre el nuevo país, cuyas actividades humanitarias había alcanzado a mi familia en el camino de regreso a Italia en 1945 (aún recuerdo la ropa bonita, los equipos médicos y sobre todo los deliciosos chocolates que recibimos a través del Plan Marshall.) Nuestra historia era verdadera, un caso de "la vida imitando al arte." Para completar nuestro sueño, fuimos bendecidos con una hija, una verdadera maravilla de la naturaleza. Me sentí bien después de que escribí mi cuento. Si vivía o moría, había completado mi misión y si moría estaría en paz.

Decidí aceptar esta segunda ronda sin medicinas preparatorias. Tenía curiosidad saber cómo era la sala de cirugía. Quería estar consciente y alerta cuando me llevarían en la silla de ruedas de la mano de mi Thomas. El viaje en el ascensor, que siniestro. Por qué desperdiciar este tiempo precioso? Más que todo, yo quería despedirme de Thomas con una voz clara, con una sonrisa verdadera, así que si no regresaba viva, él me recordaría consciente y coherente. Quería que Thomas me viera al natural, en lugar de sedada por tranquilizantes. Conservar esta imagen para Thomas y también ayudarme a no encerrarme.

Pensé, también, que estaría bien darle la mano llena de habilidad al Dr. Schmidt antes de entrar a cirugía y agradecerle lo que había hecho por mí. No importaba lo que pasara, él debería saber que era el médico más consciente y considerado que yo había conocido en mucho tiempo. Cómo me iba a abandonar con sedativos, cuando había tanto que ver y sentir?

En cualquier caso, no necesité los sedantes. No trato de pretender ser una heroína, pero habiendo tenido la cirugía antes tenía el efecto perverso de reducir el miedo, y la comprensión para lo que se habían designado estas drogas. Era el efecto de *déja vu*[16].

Cuando entré a la sala de cirugía, vi a otras mujeres en el

---

[16] Ya visto

corredor en sus camillas. Yo también estuve allí brevemente consciente de nosotras como miembros de la raza humana que sufría. Me llevaron en silla de ruedas a la sala de cirugía, donde me esperaba el anestesista. Hablamos de ópera, y yo comencé a cantar un aria de la *Traviata,* en la cual la heroína muere consumida, por una enfermedad. El cirujano llegó, me deseó suerte y caí en un sueño profundo.

Al despertar, las vendas ya familiares me dijeron que la tragedia me había golpeado de nuevo. Tuve una imagen borrosa de una enfermera con manos regordetas. Su voz era suave y calmante, cuando repetía en voz baja —Tú vas a estar bien.— La suavidad y forma de sus manos me eran especialmente consoladoras.

Me quejé y quejé hasta ganar plena conciencia. Al regresar a mi cuarto del hospital. Allí, encontré a mi esposo, a nuestros amigos, y al cirujano, diciéndome que había tenido suerte. Que la masa no era maligna. Lo que mostró malignidad fue la tercera muestra microscópica de células alrededor de la masa enviada a patología. Si hubiera tenido solo una lumpectomía[17], me hubieran enviado a la casa aliviada, pero con el asesino a bordo.

Me sentí aliviada que el cáncer fuese detectado aunque de nuevo mutilada. Me sentí completamente arrasada, completamente, como un campo listo a ser sembrado de nuevo. Yo tenía un sabor dulce y amargo en mi boca. Estaba

---

[17] La lumpectomía es la extirpación de un tumor de mama y parte del tejido normal que lo rodea. La lumpectomía es una forma de cirugía de "conservación de mama" o "preservación de mama".

agradecida de que el cáncer hubiera sido detectado a tiempo, pero devastada de que hubiera ocurrido de nuevo. Sentí un intenso sentido de pérdida, despojada y desolada como una tierra de escombros. Pero con la pérdida vino un sentido de paz, libre por primera vez en cuatro años de ansiedad de pensar que el cáncer se regaría al otro lado. El horror de la mutilación no estaba presente allí. En efecto, físicamente me sentía más balanceada. Ahora, con ambos senos removidos, me sentía "equilibrada" como decía Thomas, —Ahora puedes ser de pechos aplanados como las modas en los años veinte—.

No hice nada más que estar allí, en mi desolación lista para que la semilla de la vida penetrara en mí. No había nada más que hacer que esperar que la vida me volviera a llenar.

PARTE II: INTERMEZZO

*Life is not a problem to be solved,
but a mystery to be lived.*[1]

Søren Kierkegaard

El cáncer es para muchos una manera de vivir—un problema sin solución, un misterio para ambos el paciente y el científico. La victoria en el cáncer no llega fácilmente; sin embargo, legiones de personas valientes luchan fuertemente contra la enfermedad. Tal vez lo que cuenta en la vida no es la victoria, sino la batalla. La victoria es elusiva, etérea; puede venir sin invitación, y frecuentemente, sin merecerla. Desaparece tan rápido como llega. Y nos deja intocable, fría. La batalla, por otro lado, es como la noche pesada, presagiosa, obscura, pero te muestra el día si sobrevives. Este capítulo es una muestra de cómo atacar un problema como el cáncer—la pesadilla de todo el mundo.

Nuestras estrategias para manejar los problemas de raíz se derivan de actitudes que formamos temprano en la vida. El

---

[1] *La vida no es un problema para resolver, pero es un misterio para ser vivido.*

método lo aprendí a mediados del siglo pasado en el sur de Italia es simple, quizás anticuado, pero ha sido muy efectivo para mí.

No tengo ninguna fórmula nueva o cómo vivir con dolor o pérdida; revivo, más bien, los recuerdos de mi niñez en mi amado país, donde sufrir era una ocurrencia diaria y la preocupación de todos, y consecuentemente, la resurrección de cada uno. Uno no tenía que sufrir una pena personal para estar afectado. Era suficiente compartir con la pena común.

Las procesiones funerarias con las señoras cargando el Brazier[2]. Sobre sus cabezas, el olor del incienso penetrando el aire, las oraciones, la banda y su música; todas esas cosas combinadas traían una emoción liberada, una catarsis. Como una niña yo fui testigo de estas procesiones hacia el cementerio. La música era triste y traía lágrimas a mis ojos, aunque yo no sabía quién estaba muerto o vivo. Había mucha sabiduría en estos rituales.

Me acuerdo de un episodio particular, el cual, quizás más que cualquier cosa, me enseñó cómo enfrentar la pérdida de un seno sin destruirme. En el hogar que crecí era el lugar de reunión para muchos eventos familiares. Así que era normal para mi tía y su familia, que vivían a cinco kilómetros fuera de nuestra ciudad, trasladarse con nosotros cuando su bebé Lina, se enfermó mortalmente. Por cuatro días con el corazón roto, permanecimos a su lado, esperamos, la mirábamos y rezábamos en frente de un pequeño altar que nosotros niños habíamos hecho en un rincón cómodo de la sala. Cuando la

---

[2] Un elaborado cofre usado para quemar incienso y carbón

condición de Lina no mejoraba, rezábamos aún con mayor intensidad y en voz alta esperando por un milagro. Nuestros padres nos explicaban que la vida de Lina estaba en las manos de Dios, y que nadie, ni siquiera el Papa podría cambiar aquello. Unas horas más tarde, Lina murió en los brazos de su madre, rodeada de sus hermanos, hermanas y primas.

Todos sentimos la crueldad de la muerte. Una prueba tangible que ella estaba muerta, nosotros como niños le tocábamos sus manitas frías y le mirábamos a su cara pálida y delicada. Todo el mundo guardaba silencio. Parecía que necesitábamos unos minutos para cerciorarnos de la muerte, que se deslizaba tan calladamente.

El cuerpo de Lina permaneció en nuestra casa, por dos días, en medio de flores, niños disfrazados de ángeles y amor. Esos dos días estaban completamente organizados. Hubo horas asignadas durante el día cuando nos reuníamos alrededor de Lina y lamentábamos su pérdida profundamente. Usualmente, una persona, podría comenzar diciendo algo como —Ella no va a ser un consuelo para sus padres—. Entonces nos poníamos a llorar. Algunos lloraban intensamente, para ayudar a los que permanecían inmóviles sin una lágrima. Cuando todo el mundo parecía alcanzar una catarsis, la abuela con voz suave pero enérgica nos llamaba a rezar. Café y leche tibia para los niños se servía en el comedor, donde nos sentábamos en un silencio reverente. El silencio siempre se rompía recordando algún episodio que nos había sucedido a alguno de nosotros. Nos reíamos hasta llorar y entonces mi tía anunciaba solemnemente: —Hay tiempo para reír y tiempo para llorar; lloremos ahora porque nuestra Lina no está más con nosotros—.

Desde que todos nos aturdíamos entre la vida y la muerte, deberíamos aprender a enfrentarla abierta y honestamente. Una vez que se acepta una tragedia, debemos llorar, pasar por el dolor sistemáticamente, para, que el resto de la vida, encontremos consolación y paz. Freud fue un genio en este aspecto: él observó que teníamos que vivir a través de nuestras penas. Solamente entonces podíamos comenzar a crecer.

Manejar las pérdidas es esencial para nuestra sobrevivencia feliz. Veamos a continuación, dejar de alabar a las personas que se paralizan al enfrentar la tristeza y que parecen tener todas las cosas bajo su control, sólo para terminar en el consultorio de un terapeuta sobrepasando su catarsis, reviviendo la experiencia. Esto es retroceder. La vida sin embargo, continúa. Hoy nosotros debemos hacer nuestros deberes, ya que mañana traerá otros. Es importante manejar el tiempo de la pena, como el resto de las cosas.

Una mastectomía debe ser lamentada, como cualquier otra pérdida y no cubierta como un evento misterioso. Invoco tres principios grandes que me ayudaron a manejar la pérdida de mis senos y a vivir una vida con propósito. Sabía que tenía que evadir la tentación de reconstruir cosas como habían sido antes. Sobrevivir una pérdida trágica exitosamente depende no de esperar que todo vaya a ser igual, pero reconocer que lo que ha cambiado eventualmente no hace diferencia en cómo se percibe y aprecia la vida. Los valores no cambian; sólo las prioridades y los cambios se intensifican.

El primer principio que yo encontré más útil fue la universalización de mi problema. Lo que me pasó a mi le había pasado a otras personas. No había sido castigada por la naturaleza o Dios; no me había colocado en un rincón como una niña que se manejó mal. Si mirara hacia atrás y miraba mi problema desde una perspectiva más amplia, lo debería ver como parte de la condición humana. Al universalizar el problema es deshacerse de las dolorosas implicaciones que son como una plaga, hoy en día—culpa, castigo y un sentido de aislamiento. El "por qué a mí? Que hice para merecer esto?" Esta actitud no tiene sentido.

Los diferentes medios de comunicación gastan millones para perpetuar la imagen falsa que la vida es un verano largo cerca del mar. Pero la realidad es, que hay mucho para batallar. Como enseña el Eclesiastés —La lluvia cae sobre los buenos y los malos—. En lugar de predicar una vida de felicidad, debemos presentar la vida como una sucesión de tormentas, sí, físicas, económicas o emocionales, y entender que la felicidad no es un estado perpetuo, pero una experiencia aquí y allá. Como los grillos, deberíamos desarrollar un sentido especial para percibir los momentos felices y disfrutarlos mientras duran profundamente. Estamos muy ocupados construyendo un "futuro feliz" y perdemos los preciosos momentos del presente.

Cuando universalizamos un problema, nos escapamos de nuestro mundo y nos unimos a la gran verdad: la naturaleza. En ella, encontramos el ritmo de la vida, de tristezas, de alegría. Como parte de la naturaleza, y como ella estamos cambiando perpetuamente. Los fríos vientos de marzo marcan el céfiro de la primavera. El malestar anuncia fuerza y crecimiento si uno acepta el reto. No estamos por encima de la naturaleza, pero con ella, y así en un constante estado que fluye.

La sabiduría de los árboles debe ser nuestra. Ellos doblan sus ramas con los vientos fuertes y la nieve, así no se rompen. Los esquimales, como los árboles, obedecen las leyes de la naturaleza. Cuando ven que viene la tormenta, no la confrontan ciega y testarudamente; en lugar de eso, ellos buscan asilo en su iglú, y sobreviven a la tormenta. Nosotros, también, debemos detenerla y manejar nuestras propias tormentas moviéndonos con el viento y guardando energía y sabiduría en nuestro iglú espiritual. Como un barril sin fondo, nosotros encontramos que entre más extraemos, más podemos obtener.

Otro concepto importante y de gran ayuda para manejar un problema es la ley de la relatividad. No es necesario entender su sentido científico; nosotros debemos saber cómo aplicarlo a nuestras circunstancias personales. Para alguien cuya alternativa es ahogarse, la idea de agarrarse a una balsa por unos pocos días en aguas heladas parece inconcebible, como le puede parecer a una persona quedarse cómodamente en su cama.

Los problemas parecen menos monumentales cuando se ven en la relación con situaciones peores. Qué es la pérdida de un seno en comparación con la pérdida de la vida? No trato de subestimar el cruel proceso de la mutilación que, considerado en su estado, puede ser desbastador. La mastectomía suena horrible, para los que tienen miedo al cáncer de mama—sin embargo, algunos de nosotros en el campo de batalla, acechamos los peores enemigos y los grandes perdedores. No podemos darnos el lujo de vivir en términos absolutos, esto es tan dañino como es de engañoso. Nuestro problema, sin embargo aunque parece terrible, tiene muchos compañeros en este mundo.

Ahora, no es suficiente universalizar y relativizar un problema. Parar aquí es alcanzar el pico de la montaña y olvidarse de mirar hacia arriba. La sensación de estar cerca de lo inalcanzable, la emoción de haber llegado tan lejos se perdería. El tercer principio, entonces, es la espiritualización del problema. Sufrir sin significado es como un plato sin sal; insípido, sin sabor. Deja un sentido de vacío y esterilidad. Cómo manejamos una pérdida con sentido? Debemos mirarlo, enfrentarlo con paciencia, positivismo y buen sentido.

Debido a que cada cosa está habitada por fuerzas positivas y negativas, nosotros somos sabios en identificar los aspectos positivos de nuestra mala suerte. No importa de cuántos minutos sean. Concentrarse en la pérdida no es usual, porque la pérdida es obvia; debemos poner nuestras energías enfocadas en como beneficiarnos de ello. Mi madre siempre recitaba un bello poema cuando las cosas se veían muy tristes: *non tutti i mali vengono per noucere.*[3] Qué tan cierto!

El dolor es un mal necesario, si se maneja apropiadamente, puede ser fuente de crecimiento. El dolor es, de alguna manera, como el invierno; o mata o fortifica nuestro espíritu joven (yo amo los inviernos, ellos me hacen sentir más fuerte. Cada onza de coraje y fortaleza es llamada un paso adelante en un día de invierno. Toda mi fortaleza interna emerge para calentar mis manos heladas).

Si hay significado que va con el sufrimiento, entonces hemos ganado la batalla. Allí está la real victoria. A nadie le

---

[3] No todas las desgracias nos hacen daño.

gusta sufrir por nada. Mi guerra contra el cáncer se inició después de que nuestro país comenzó la guerra en Vietnam. Los valientes muchachos americanos que regresaron no tuvieron la bienvenida ni los actos solemnes de los soldados de la Primera y Segunda guerra mundial. Su regreso a un país amargado donde sus esfuerzos fueron resentidos. Su coraje en la batalla no inspiró baladas, pero en su lugar evocó desdén en grupos de americanos que percibían esa guerra sin sentido.

Nosotros necesitamos un ideal, un significado para hacer nuestro sufrimiento valiente, que se levante del diario pantano. —Es humano caer, pero es divino levantarse—, mi padre me decía cuando me quejaba de un raspón en la rodilla. Tenemos una alternativa. Podemos volver un infierno en cielo si tenemos propósito y significado. Nosotros debemos desarrollar nuestras fuerzas internas, como un buen esquiador desarrolla músculos y buen juicio. Una paciente que pasa por una mastectomía, también desarrolla nuevos músculos y fortaleza, si ella escoge hacerlo.

Estas fortalezas, sin embargo, no son fácilmente cultivadas en nuestra sociedad moderna. Muchas son las diversiones que reducen el dolor de vivir a diario. Somos como un niño a quien se le ha dado un juguete nuevo para hacerle olvidar el dolor. Pero cuando la novedad del juguete se comienza a terminar, el niño comienza a llorar, porque el dolor aún está allí. Nosotros usamos millones de juguetes nuevos para distraernos de nuestro dolor. Cogemos lo que nos caiga, esperando que entre más ocupados estemos, menos tenemos que enfrentar la batalla.

Nosotros también vivimos en un mundo acelerado, en el

cual los problemas están lejos de lo que experimentaron nuestras madres y abuelas. Así que tenemos la tendencia de ignorar los problemas y aún peor, no tenemos tiempo para actuar sobre los signos que los anuncian. Frecuentemente la gente dice —Yo tengo un pequeño tumor, pero no tengo tiempo para ir al médico y chequearlo. Si no desaparece, iré el próximo mes—. El mes que viene va crecimiento y sigue ahí y la persona está cada vez más ocupada. Me pregunto si la filosofía moderna —todo se puede reemplazar— no nos da la ilusión de que nosotros también somos reemplazables.

Vivimos en una época de soluciones instantáneas para nuevas necesidades creadas. Como el arroz que compramos, esperamos que todo sea instantáneo. Nuestro lema parece ser: Felicidad instantánea. Por qué no sufrir en forma instantánea? Desafortunadamente, el sufrimiento no pude ser aliviado con la misma velocidad que obtenemos la felicidad. Los sufrimientos que son dejados al lado nos dejan vacíos, como una ducha corta en un día húmedo y caliente. El aire no se siente más frío o limpio. Ninguna catarsis cósmica ha sucedido. Como la naturaleza, necesitamos una catarsis para purificar el aire y encontrar nuevas percepciones y crecimiento.

Porque la cultura moderna no prepara a la gente para manejar la adversidad, es imperativo que aprendamos a manejar las tormentas de la vida en una edad temprana. Nosotros debemos exponer a nuestros hijos a las dificultades de la vida en la santidad y seguridad del hogar, y enseñarles a encontrar su propio balance así que los problemas que encuentren no los destruya. Los niños deben desarrollar la sabiduría de saber que tan lejos pueden ir. La mejor manera para fomentar este equilibrio interno es dejándolos ver cómo los adultos confrontan el sufrimiento en el hogar, porque es el mejor lugar equipado para aprender.

Aún recuerdo vívidamente la tristeza de la cara de mi madre; su ansiedad cuando me abrazaba en su pecho para consolarme de los dolores de hambre en 1944, cuando una hogaza de pan tenía que alimentar a siete personas al día. Ella no trataba de distraerme del dolor, o pretender que todo estaba bien. Ella nos dejaba compartir sus sentimientos de impotencia, y entre su llanto traía una sonrisa. Siempre acababa nuestras pequeñas sesiones de sentimientos con una frase positiva como —Gracias a Dios nos tenemos las unas a las otras; cómo hubiera sobrevivido la guerra sin mis bellas hijas—. Qué sabia era mi madre. Incluso horas después de mi llanto por un pedazo de pan, nos daba palabras de apoyo.

Las largas tardes recitando el rosario de rodillas en nuestro hogar cuando yo era una niña, no sólo era la oración, pero era una experiencia valiosa. Recuerdo un cuento particular cuando todos rezábamos, incluso las señoras más débiles cerca de nuestra calle. Mi padre había tenido dificultades económicas y mi madre y nosotras las hijas temíamos perder todo lo que nuestros padres lograron obtener con sus trabajos. Estoy segura que Dios respondía nuestras oraciones aún sin los niños, cuyas voces se disminuían cuando el número de padres nuestros crecían. Había más sabiduría en esas reuniones que lo que yo me daba cuenta entonces. Ellos me enseñaron que no teníamos que sufrir solos. Solos no podemos llevar la carga de vivir. Cuando la habilidad de una persona alcanza la cima, Dios comienza. Cómo nos alentábamos de saber que hay una fuerza más grande que nosotros, una fuerza que nos ayudará a manejar la adversidad.

Aprendí también que la familia unida era una amortiguación extraordinaria para nuestros niños. Nosotros teníamos limitadas percepciones de agonía aunque no lo entendíamos plenamente. Como arbolitos buscando protección de los árboles de roble, nos mojábamos. Que maravillosa experiencia, cómo la recuerdo ahora: sentir dolor, pero no tener que enfrentarlo sola. Yo vine a conocer muy temprano en vida que mientras no aprecias la vista de la cima de la montaña hasta que no estás en el valle, el valle es todo tolerable cuando se comparte con otros.

No es fácil espiritualizar el cáncer, o darle un significado más alto que sus tormentos físicos. Es, de verdad, una tarea extraordinaria, pero yo sé cómo se puede hacer. Ellos que oyen el ruido del riachuelo mientras la tempestad ruge reconocen que no todo se pierde; aún en la mitad de la tormenta, hay escogencias. Perder una extremidad es trágico y nos podría hacer abandonar el barco de la vida, todavía allí reside el fuerte ímpetu por sobrevivencia donde la mente naturalmente se concentra. Que confortante es conocer que tenemos recursos innatos para sostenerlos en los momentos más oscuros.

Una paciente de mastectomía debe luchar con dignidad, porque su historia puede tener una influencia poderosa en otras. Cono el héroe de Shakespeare, un aria de Verdi, una sinfonía de Beethoven. Nosotros somos los actores en el escenario, y muchos son espectadores. Pero no tenemos que escribir grandes libros o sinfonías para dejar nuestra marca.

La manera como navegamos un barco en la tormenta es

nuestro legado. Podemos vivir nuestros últimos días miserablemente, o podemos escoger fortalecernos espiritualmente alrededor de nosotras.

No tenemos control cuando entramos en este mundo, pero si tenemos control de cómo nos vamos. Como buenos turistas con un horario rígido, quienes tratamos apresuradamente de absorber todo el arte sublime del renacimiento de Florencia, nosotros, también, podemos vivir más en un corto tiempo, que aquellos que ignoran la gloria al igual que los florentinos nativos quienes dicen —Florencia siempre estará aquí, y nosotros también—. Nosotros somos turistas de este planeta, no residentes de él. Hagamos nuestro diario peregrinaje.

Sumergidos sin embargo, podemos estar en nuestra propia batalla, pero debemos mantener nuestra visión panorámica. No podemos cambiar el curso de nuestra batalla completamente, así como no podemos cambiar el curso del río, debemos encontrar un balance entre sufrir y el diario vivir. Esconder nuestra pena y pretender que no es caótico; pero vivir la vida con excesos, nos matará. Tal vez nos debemos sumergir en esta fuerza de la vida y flotar en ella— no tratar de nadar y luchar contra el océano, pero ponerse en acción simplemente para "ir al mar profundo, para que el mar profundo nos mantenga a flote".

La naturaleza nos envuelve en su ritmo de vida y muerte y resurrección. Vivir comulgando con la naturaleza, podemos restaurar ese balance delicado dentro de nosotros mismos, esa válvula de seguridad que cierra los estímulos cada vez que la sobrevivencia está amenazada. Siendo uno con la naturaleza, significa respetar sus reflujos y flujos.

Como el esquimal debemos estar conectados con la naturaleza. Sus claves de sanidad y maravilla, y su habilidad de renovarse en sí misma.

Nosotros, también, tenemos que asegurar las cámaras sagradas de nuestro espíritu. Nosotros debemos encontrar una manera de liberarla. Déjenlo correr adelante cuando la tempestad ruge.

PARTE III: LA LUCHA ASCENDENTE

4

Sobre las visitas

Visitar a una persona enferma siempre es una prueba, nos preocupamos con nuestro comportamiento y qué efecto va a tener en el paciente. Nosotros intimidamos a la gente de nuestras visitas porque no sabemos qué decir, o cómo actuar: debemos proceder como si estuviéramos contentos o pretender que nada ha pasado, llorar con el paciente o, simplemente estar en silencio?

Visitando a un paciente con cáncer puede ser especialmente difícil, el cáncer más que cualquier otra enfermedad, tiende a reflejar nuestra propia salud física. Además, una visita con un paciente de cáncer puede traer algo de introspección y contemplación de la condición humana. Tales reflexiones pueden ser un despertar para unos, y para otros una tarea insoportable que querrán olvidar o postergar para más tarde.

Sin embargo, aquellos que son lo suficientemente

valientes para llegar a un cuarto del hospital o a la casa de alguien que se sabe están sufriendo, deben recordar que tal vez su presencia, más que las palabras que van a articular, es el regalo más grande. Visitar a un paciente de cáncer no es una ocasión para grandes discursos o un despliegue de alegría. Es una ocasión para ser uno mismo; y actuar natural y normalmente. La palabra más sencilla, el apretar una mano, una lágrima, un abrazo—estas son todas manifestaciones a las que nosotros damos importancia, pues nos damos cuenta de que alguien está sufriendo.

Después de mi segunda mastectomía, experimenté algo muy bello. Mi amiga, Lya, venía a mi cuarto cada tarde antes de las horas de visita, se sentaba junto a mí, cogiendo mi mano, absorbida en un silencio reverente, y me veía adormilada. Todavía me acuerdo de sus facciones cuando yo cerraba los ojos—su postura de paz se imprimió imborrablemente en mi mente. Entonces me despertaba, y ella me apretaba la mano, decía unas pocas palabras, y se iba a su casa a darle de comer a su familia. Su tranquilidad, sus meditaciones, y su presencia eran experiencias que me apaciguaban y eran una fuente de energía. Su tranquilidad calmaba mi espíritu quebrantado.

Lo que yo encontré más agradable fueron los breves encuentros. Ellos eran tan refrescantes como las gotitas aperladas del rocío de la mañana. Las visitas muy largas se vuelven pesadas para las personas enfermas. La tirantez una y otra vez hasta que la alegría inicial de ver al visitante se vuelve una batalla por mantener los ojos abiertos. Tal vez yo sea egoísta, pero yo me molesté cuando dos o tres personas juntas venían a verme, Se sentaban en mi cama mirándose la una a la otra, charlando como si se estuvieran visitando en un restaurante. Repentinamente quise decir, —Salgan de mi cuarto, vayan a la cafetería para seguir conversando—. Yo no podía ser parte de ello.

Los hombres se sienten incómodos cuando visitan a una paciente con mastectomía, porque los senos son parte de la anatomía privada de la mujer. Nosotros pensamos que estamos liberados, pero en la vida real podemos ser muy victorianos, avergonzados, y tímidos. Nosotros vivimos en un mito de que hay completa libertad sexual y mentes abiertas, pero la verdad es que la mayoría de los padres no andan desnudos frente a los hijos, y los hombres no ven mujeres desnudas diariamente. En la vida real, nos preservamos el sentido de privacidad. Si alguien tiene cáncer en la "uña del pie", todo el mundo está abierto a esto y es franco; si es en el pecho, nadie sabe qué decir. Qué diferencia hace si es cirugía del pie o del seno?

Tuve amigos agradables que vinieron a verme. Uno no tenía precio él entró sorpresivamente trayendo una galleta en su mano recién hecha y dijo: —Qué es un seno? Tú te ves tan bella como siempre. A quién le importa un seno?— La enfermera que estaba en la puerta me guiñó un ojo, lista para estallar en risa, abandonó el cuarto. Yo encontré la espontaneidad de Bob refrescante y todavía ahora, cuando horneo galletas, lo veo caminando hacia el cuarto del hospital con esa galleta monstruosamente grande.

Otro querido amigo vino a visitarme, pero estaba tan nervioso acerca de qué decir y cómo actuar que comenzó a charlar sobre su esposa y su jubilación. Esto me enfureció (aunque yo sabía que su falta de tacto no era intencional), yo estaba allí viviendo hora por hora y él tenía su vida planeada frente a mis ojos.

No quiero decir que las visitas son dañinas para el paciente. Al contrario; son muy beneficiosas y saludables, para el paciente. Los visitantes son el único vínculo con el mundo externo. Es importante mantener ese vínculo, porque acelera la recuperación. El paciente que no tiene esta conexión tiene menos deseos de reunirse con el mundo fuera del hospital, y a la vez su recuperación será afectada negativamente. También, los visitantes dan momentos de alivio para los compañeros de cuarto, enfermeras y a su propio sufrimiento. Los visitantes pueden servir como un vehículo para que el paciente exprese sus frustraciones, su sentido de pérdida, su trauma. Un yugo que es compartido es más liviano de llevar. Sin embargo, nosotros debemos tener en mente que la persona que está en el hospital está enferma y necesita descanso y estímulos suaves, no conversaciones largas que dejan al paciente agotado.

En la casa, yo encontré las visitas incluso más cansonas, aunque me sentía mejor, era muy difícil manejar un hogar con ocupaciones. Había más estímulos en el hogar, más sonidos que absorber, más alegría. Además, esto tiende a agotarte pronto. Las visitas al hogar deben ser más cortas que las del hospital para el primer mes, porque ajustarse de nuevo a la vida normal puede ser apabullante. Los niños tienen resentimiento al tener que compartir a su madre con amigos, ahora que ella de nuevo les pertenece. Y hablar mucho con los amigos acerca de su condición no es beneficioso para el niño, quien está protegido por su mamá, y absorbe todo lo que está a su alrededor. Quien puede decir los miedos que aparecen en su imaginación. Se debe pasar más tiempo con los niños para asegurarles, y para reestablecer la armonía del hogar que se alteró durante la hospitalización. Es estresante tener este delicado proceso de curación interrumpido constantemente por el timbre de la puerta. En el hogar, también, uno necesita establecer horas de visita, así que los períodos de descanso puedan tener lugar y que el núcleo familiar se renueve.

No prive al paciente de la alegría de la visita, por preocuparse qué decir. Sé tú mismo; confía en tus instintos. En esta situación, el instinto puede ser nuestra mejor guía, somos bendecidos con esta intuición oportuna.

No importa lo que hagas, no pierdas tiempo elogiando las cualidades de alguien después de muerto, eso no beneficia a nadie. En su precioso libro *The Fall*[1] Albert Camus describe a un supervisor de un edificio. El hombre ya viejo cae enfermo y está en su cama muriéndose. Los inquilinos corren afuera y adentro del edifico de apartamentos, nunca toman un minuto para visitar al anciano. Cuando él muere, todos los inquilinos presentan sus respetos, alabando a un hombre que casi no conocían o no habían visitado en muchos años de trabajo. No seamos como esos inquilinos—elogien y hagan la visita hoy, porque mañana puede ser muy tarde.

---

[1] La caída

5

Sobre la ropa

Lo que importa en la vida son las cosas pequeñas; ellas son las joyas que nos adornan con felicidad. No son los grandes planes o las aventuras que nos llenan el corazón con maravillas, pero la sonrisa dulce de un niño, los rayos del sol que pasan, una mirada amable y cariñosa, un vestido que te hace sentir como una reina.

No es raro para una paciente de mastectomía, con suficiente suerte de haber sobrevivido la tormenta, que sienta esta satisfacción y reverencia por las cosas pequeñas de la vida. Para ella, no hay más ambigüedades como lo que es importante. Sin embargo, mientras algunas de las pequeñas cosas son fuentes de placer, otras pueden destruir el equilibrio interno que cuidadosa y sistemáticamente ha peleado a través de su vía dolorosa. Una de esas muchas frustraciones puede ser la restricción en la ropa, especialmente difícil para una mujer joven. Ella dolorosamente da cuenta que vivimos en un mundo en el cual la belleza física es altamente adulada y deseada.

Ella se encuentra rodeada de seres humanos que luchan por la perfección física. Pero la sociedad ha definido perfección a un nivel que no es humano; que no tiene cicatrices, que no envejece—parece hecha de plástico, nunca cambia y está joven para siempre—una Barbie. Ella está bombardeada por el medio ambiente que paga millones sobre millones de dólares para pintar un cuadro falso que ella está a unos pocos pasos de alcanzar la belleza perfecta. Si usa este u otro cosmético, te conviertes de cenicienta a una princesa. Cómo puede una paciente de mastectomía competir con este culto a la belleza, en esta cultura de gente bella?

Como una paciente joven con mastectomía, yo sentí que podría sobrevivir casi todo de buena manera. Aún, hay algunas cosas desagradables, como mosquitos que fácilmente puede alterar la paz. Recuerdo un incidente cuando encontré un vestido exquisito hecho de seda italiana. No podía usarlo como venía, porque había que usarlo sin sostén. Desde que yo estaba en la tienda del diseñador, él estuvo de acuerdo de cambiar el vestido a mis necesidades. Una vez que hicieron los arreglos, el vestido perdió el sentido de liberación que había evocado, pero de todos modos lo compré.

Lo usé para una fiesta, y aunque pensé que estaba muy bien vestida,, me sentí que en comparación de las otras invitadas, mi vestido era muy conservador. Muchas mujeres jóvenes usaban escotes que revelaban sus senos. Algunos de esos vestidos no eran de mucha calidad, pero sin embargo, muy sexuales y atractivos.

Me deprimí mucho, y al regresar a la casa, tuve un

episodio de rabia y destruí mi vestido en pedazos. Mi esposo permaneció allí, cargando a mi hijita que se asustó con mi explosión emocional, ella lloraba en su hombro. El la consoló diciéndole, —Mamá va a estar bien; es que está pasando por un período difícil y tú y yo la debemos ayudar—. Sentí que mi filosofía de apreciar la vida, mi sentido de gratitud absoluta, se esfumó. Pero cuando las olas de rabia se calmaron, me reconocí como una mujer joven humana, que resentía la carga de estar restringida en lo que podía usar. Eventualmente gané mi equilibrio y acepté el incidente como normal, como una irritación común y nada más.

Es difícil cuando nuestra libertad está restringida. Pero si lo reconoces, visualmente vuelves a ser tú misma.

El año después de mi primera mastectomía, me asocié a la compañía de ópera local. Ya que yo me parecía a la soprano que cantaba el papel principal de la Traviata (la ópera donde la bella mujer muere de tuberculosis), el productor me pidió hacer de doble en la escena de la muerte al comienzo de la ópera, cuando la orquesta tocaba la música del comienzo. Me sentí con cualidades en los asuntos de morir (había muerto mil veces antes el año anterior), yo acepté.

La soprano estaba alojada en nuestro hogar, y al regresar del ensayo yo pregunté acerca del vestido de dormir que yo tenía que usar. Era escotado? Era transparente? Tú nunca sabes como una heroína de ópera escoge morir. Después de todo, ellas están supuestas a ser bellas y sexualmente atractivas. Ay, cómo sentí la angustia de que mi cuerpo no era perfecto esa noche. La cantante me describió el vestido. Parecía muy parco. Entonces le pregunté donde me cambiaría. Ella me indicó que sería en su cuarto, pero que habría otros presentes. Ella estaba perpleja, y un poco molesta con todas estas preguntas pueriles, y exasperada, me dijo que ella no podía entender por qué una bella mujer joven como yo se preocupara por tales cosas. —Además— dijo ella, —tú actúas como si fueras una inválida!—

Una inválida me sentí esa noche, y todavía estaba orgullosa de mí misma—que estaba encarando mi problema ahora en la arena real y no sólo en mi mente. Cuando finalmente usé la bata de dormir, me sentí muy bien. El vestido era estilo victoriano y absolutamente adorable. La noche de mi actuación, mi pequeña Licia, ahora de tres años estaba allí. La orquesta abrió la obra; yo estaba en el escenario acostada en la cama, el doctor vino a decirme que mi vida había llegado al final. Sentí el verdadero drama de la muerte de nuevo, que también me llenó de un tremendo sentido de renacer. Yo también me sentí muy italiana, porque en Italia, el drama y la vida son una sola. Y allí tuve la encarnación de ambos. Más tarde supe que mi Licia se asustó y le preguntó a su papá si yo realmente iba a morir. Quizás esa escena le dio la oportunidad de expresar su horror del año pasado.

Otra preocupación que tuve que confrontar fue cambiarme en frente de otra gente. Se alarmarían de ver parte de mis cicatrices, o la prótesis, en lugar de un seno? Este miedo volvió a surgir en otra producción, la ópera Carmen. Yo amaba estar en ella; yo soy una gitana de corazón, como Carmen, pero tenía dudas acerca del cambio de vestimenta. Al fin decidí ir acompañada de una querida amiga, quien sabía de mis miedos, pero insistía que los luchara.

La anticipación de la producción era muy emocionante, pero sentía una nota amarga por dentro. Cómo podría cambiarme el traje de gitana en frente de todas las cantantes del coro? Cómo podría usar esos vestidos tan livianos? Afortunadamente para mí, ellos eran a pesar de que parecían escotados, algunos preciosos, como vestidos del Renacimiento. Usé uno de ellos y me sentí como una verdadera gitana.

Inicialmente, estuve desilusionada de ser la que más ropa tenía. La gitana más modesta. Pero cuando el productor dio instrucciones a los demás de mirarme a mí, por mi cabello largo, mi vitalidad, mis ojos brillantes, me sentí más segura. Así que todos mis atributos compensaron por la otra cosa que estaba bien escondida. De alguna manera, me sentí más mujer que otra que tenía dos senos, ya que había sido capaz de transformar una "deformidad" en una victoria. Había conquistado este aspecto del cáncer. Me sentí orgullosa y no cambiaba mi vida por la de nadie. Y en el escenario, me sentí bella. Nadie hubiera podido adivinar que yo había tenido una mastectomía por la forma en yo me manejaba con mucha confianza en mí misma.

La noche de la presentación, subí al escenario, no como alguien intimidado por la vida, pero si como una que la ha conquistado. Me sentí como el renacimiento de mi vida.

Es sorprendente cómo una persona es capaz de triunfar en la cara de la tragedia. Puedes volver a estar en el tope del mundo. Esta es la belleza y el poder de los seres humanos. Tenemos la habilidad de conquistar lo inconquistable, ver lo invisible, si lo escogemos no dejemos que la enfermedad y sus problemas obscurezcan este regalo maravilloso, que es sólo nuestro.

Es normal demandar el goce de la vida. La clave es no

dejar de desearlo, y no dejar que el deseo te destruya. Somos marionetas de vez en cuando y a veces somos los que manejamos las marionetas. Nosotros podemos tomar control de esas cuerdas mágicas y bailar nuestra mejor danza.

Precisamente sentí ese fenómeno, particularmente el primer verano después de la cirugía. Yo quería desesperadamente usar un bikini blanco. Me sentía suspendida entre el deseo y el logro de esto hasta que un día halé la "cuerda" controlando mis piernas, caminé hasta un almacén y compré uno. Bien, la tarea no estaba terminada. Cómo se esconde la prótesis? Yo compré un bikini dos tallas más grande y le cosí un bolsillo interno para la prótesis. Después tomé el bikini más pequeño, para que me quedara bien. El primer día que lo usé en público, me aseguré de que mi cabello largo cubriera el lado derecho. Pocas horas después, mi "Beatrice" (Licia) me hizo entrar al agua y la pasamos muy bien. Una pequeña marca de la cirugía era visible, pero a ese punto, yo estaba en el séptimo cielo y no le puse atención a ello.

Toma tiempo para cuidarte. Trata de lucir lo mejor; no seas introvertida o la vida se te pasa y no tienes a quien culpar más que a ti misma. Aunque tratemos de ser perfectos, es saludable recordar que vivimos en un mundo imperfecto, un mundo más fácil de vivir en el por sus imperfecciones, un mundo más humano. Nadie es perfecto, porque debes serlo tú?

Vivir es un arte. No es lo que tenemos en la vida lo que cuenta, es lo que hacemos con ella. Como algún pobre y desconocido artista, una paciente con mastectomía tiene que luchar fuertemente para sobrevivir. Sin embargo, ella aún puede pintar bellos amaneceres y atardeceres. Mira a algunos artistas famosos, lo poco que tenían y lo mucho que han creado. Nosotros todos somos artistas en la colonia de la vida. Depende de nosotros crear y destruir. Tal vez, después de una mastectomía, superamos al artista ordinario, ya que hemos adquirido una nueva dimensión que hace nuestro arte más humano, más lleno de compasión. Tal vez, uno tiene que perder algo para ganar algo. Nada llega de la nada.

6

Sobre el matrimonio

Let me not to the marriage of true minds
Admit impediments. Love is not love
Which alters when it alteration finds,
Or bends with the remover to remove:
O no! it is an ever-fixed mark
That looks on tempests and is never shaken;
It is the star to every wandering bark,
Whose worth's unknown, although his height be taken.
Love's not Time's fool, though rosy lips and cheeks
Within his bending sickle's compass come:
Love alters not with his brief hours and weeks,
But bears it out even to the edge of doom.
If this be error and upon me proved,
I never writ, nor no man ever loved.

William Shakespeare, Soneto 116[2]

---

[2] Déjame que en el enlace de dos almas fieles
No admita impedimentos; no es amor el amor

La pérdida de un seno es tan única que no previene a la mujer de llevar una vida normal, aún, esto puede ser tan insidioso y poderoso que destruye su propio ser. En esta batalla, la mujer no sólo está manejándose sola, pero también la maneja toda la sociedad. Para la mujer de hoy, perder un seno, puede ser especialmente traumático, porque vive en un mundo que gasta millones, sino billones de dólares para perpetuar el culto al seno. Caemos en una red de sexualidad, parece que el seno es una parte erótica super celebrada del cuerpo de la mujer.

Esperaría que las mujeres modernas, liberadas tengan más sentido en creer en el mito de que la sensualidad o la gratificación sexual dependen de sus dos senos. Como dice mi esposo cada vez que discutimos sobre el cáncer del seno, una mujer que cree que dos senos enormes le darán un buen matrimonio, o el hombre que piensa que su cuerpo de levantador de pesas lo hará feliz, pronto aprenderá que una parte del cuerpo y su forma particular realmente tiene poco que ver con la felicidad, la satisfacción o el estar contento con la vida.

Que cambia cuando una alteración encuentra,
O flaquea cuando el que parte se aleja:
¡Oh, no!, Es un faro siempre en pie,
Que ve pasar las tempestades y nunca es derribado;
Es la estrella para los barcos sin rumbo,
cuya valía se desconoce, aun tomando su altura.
El amor no es juguete del tiempo,
Aunque el carmín de labios y mejillas
Caiga bajo el golpe de su guadaña;
El amor no se altera con sus breves horas y semanas,
Sino que todo lo resiste hasta el final de los tiempos.
Si estoy errado, y esto se puede probar,
yo nunca he escrito, ni ningún hombre ha amado.

Yo encuentro terriblemente enervante cuando a una paciente de mastectomía le hacen preguntas como: Crees que has perdido tu feminidad después de la cirugía? Temías que tu esposo no te encontrara atractiva? Tenías miedo de reanudar actividades sexuales? Yo encuentro las implicaciones de estas preguntas banales, un insulto al concepto de la feminidad. Por qué una mujer con mastectomía debiera sentirse menos atractiva a su esposo? Qué es ella para el hombre, un mero objeto sexual o el que se juega y se descarta cuando ella deja de satisfacerlo, así sea por cirugía de cáncer o envejecimiento? Ella es un complejo ser humano que es más grande que todas sus partes. Si los senos fueran un gran atributo al matrimonio, por qué entonces hay tantos divorcio, y tanta discordia entre la gente que nunca ha tenido mastectomías?

Si la presencia del celebrado seno no juega una parte vital en el bienestar de una pareja, por qué su ausencia crea tal miedo innecesario? Si uno se aferra al valor de las piernas, los senos, el cabello largo, la verdad no hay ningún placer más satisfactorio que la experiencia repetida para continuar la excitación. Como dice mi esposo, la atracción física y el placer físico es similar al deseo de un niño de 5 años por los dulces. No puede ser continuamente satisfecho. Uno se aburre con la misma cosa una y otra vez. La relación entre dos personas tiene que ir más allá de la atracción física y emocional, y no importa si el hombre trata de asegurar esto a su esposa antes o después de la cirugía. Si lo dice antes de la cirugía, ella se reirá de ti; si lo dices después, ella diría: —Tú me estás diciendo esto para consolarme—. Así que no hay forma para convencer a todos. Uno tiene que aprender por experiencia. Pero Thomas, dice que se debe asegurar a la mujer que no hay diferencia si ella ha perdido un pecho o no—y él sabe—quizás, que será positivo. Esta no es una lección de cómo pelear el cáncer, pero si cómo vivir la vida.

Si un hombre va a dejar a su esposa porque pierde un seno, no vale la pena vivir con él porque esa criatura débil y superficial no merece sus pensamientos. Si él la encuentra menos atractiva que antes, él no merece envejecerse al lado de ella, porque él no está armonizado al proceso de la vida, con sus inviernos, otoños, primaveras y veranos. Él es aún un niño que no se ha deshecho de sus cosas infantiles.

La mayoría de los esposos, aunque, no son niños sin sentido, pero amorosos y sabios, cuyos temores no dependen de si sus esposas seguirán siendo sexualmente atractivas, pero si, si sus esposas sobrevivirán la prueba penosa. El miedo de perder un esposo es una tragedia para las mujeres sanas a quienes a Dios gracias, no han tenido que pasar por una mastectomía, más que aquellas que residen en este valle de lágrimas. Es insondable el sufrimiento de un hombre al ver a su amada llevada en silla de ruedas a cirugía, mientras él se queda afuera con largas horas de espera y adivinanza: Será maligno? Le habrá ido bien?

Yo recientemente oía a mi esposo describir la espera interminable en el cuarto cerca del quirófano y yo me llené de lágrimas. Así que ninguna mujer debe subestimar el sufrimiento de los seres queridos en crisis de salud, comparto con ustedes las palabras de Thomas: —Yo tenía fe que ella iba por una biopsia, una cuestión de 20 minutos. Los 20 minutos pasaron y nadie llamó. Una hora pasó, luego otra media hora, luego otra hora y media. Ni una palabra de la sala de cirugía. Era una sensación, un sentimiento de caminar en el agua donde gradualmente sigue subiendo más y más alta que tu cabeza. A un cierto punto, pensé que era radical. Pasaron dos horas, dos horas y media, tres horas. A ese punto, ya ni pensaba que tenía una mastectomía radical en mis manos; empecé a preocuparme de qué pasaba en la sala de cirugía: —Tal vez tengan complicaciones, tal vez ella no va a salir viva—. Entonces yo no pensé en términos de cáncer o en términos de la pérdida de un seno; yo dije una y otra vez, espero que mi esposa continúe viva.—

La batalla del cáncer es fuerte; es una situación que afecta a todos los miembros de la familia. Cuando pienso cuánto sufrió mi esposo, cuántas horas pasó a mi lado consolándome y compartiendo cada dolor y ansiedad, no alcanzo a comprender todos esos miedos tontos fabricados que uno escucha. Mi cirujano, que hizo muchas mastectomías decía que en todos sus años de práctica nunca había encontrado a un hombre que temía la pérdida de un seno basado en premisas sexuales.

Hay más preocupación por los pobres hombres allá en el cuarto de espera—con miedo de una pérdida más grande, la pérdida de su amada. Para las mujeres que están en cirugía el miedo de morir es tan enorme que no permite trivialidades. El ajuste más importante para hacer no es enfrentando la vida sin un seno o dos, sino viviendo con la continua amenaza de la muerte.

Thomas y yo estábamos tan enamorados que yo nunca me preocupé cómo me percibía él sexualmente. Ni me preocupé de nuestra vida sexual. Por supuesto, que uno no pasa por una mastectomía e inmediatamente reanuda una vida sexual. Como dice Thomas hay un período de transición, de ajustes a la manera que el cuerpo ha cambiado. Las dos semanas en el hospital fueron muy útiles para esto. A la hora que uno regresa a la casa a un tipo normal de vida, el nuevo cuerpo no es más largo y poco natural y las relaciones sexuales comienzan por allí.

Yo no quiero negar la presencia de miedos sexuales en las mujeres menos afortunadas que yo. Pero resiento las implicaciones que tales miedos son inevitables, y que su ausencia indica que uno no ha manejado los miedos. (Tal vez es me molesta en América nuestro constante énfasis en anticipar los problemas. Recuerdo vívidamente el episodio de P.O.W. en Vietnam, y cómo las esposas fueron advertidas acerca de los problemas que podrían ocurrir al regreso de los esposos. Ellas estaban tan saturadas con expectativas negativas que las pobres mujeres se sintieron amarradas a la preocupación si esos problemas no se materializaban; nada se dejó al presente, a la imaginación e ingenuidad.) Como una sociedad, debemos instruir y guiar a la gente y no sepultarla en miedos.

El aspecto más peligroso de nuestra cultura "Fijación de los senos", es que muchas mujeres que tienen una masa, tratan de ignorarlo porque tienen miedo de perder parte de su sexualidad. Las mujeres temen perder su sensualidad natural antes de la cirugía de mama, cuando ella está manejando solamente la posibilidad de una pérdida. Pero cuando la pérdida ocurre, ella aún tiene que batallar con su apariencia. Creo que los miedos de no aparecer tan sexual como antes, o de ser rechazada por su propio compañero, ha sido exagerado y creado innecesariamente por los medios de comunicación, que nos bombardea constantemente como objetos sexuales.

La mujer cuya única preocupación en la vida es su seno, no es real. Ella está fabricando una imagen para blindarse ante la gente como una realidad de vida. Entonces, ellos escuchan los anuncios! (es por eso que los anunciantes utilizan tantos modelos medio desnudas alrededor de carros, equipos de plomería, y otros productos "no sexuales".)

Como decía Shakespeare *Let us not to the marriage of true minds admit impediments*.[3] Nosotros controlamos lo que llega a nuestra vida, a nuestro matrimonio. Debemos analizar nuestros miedos; vivir los reales y descartar el resto. Para tener un matrimonio exitoso es la tarea de una vida, no una hora de trabajo. Debemos ser los guardianes de nuestra relación y mantener todo en perspectiva. La unión que es tan celebrada en el día de la boda, no es sólo la unión de dos cuerpos, sino también de dos mentes, dos espíritus.

El cáncer o cualquier otra enfermedad son como fuego. Nosotros, los metales crudos, podemos volvernos más lustrosos y más refinados si sobrevivimos al calor. Es a través del sufrimiento que los mayores puntos de vista han sido realizados, obras maestras creadas, y amores fortalecidos. Deberíamos recordar esto en nuestros tiempos de prueba y no dejar que la pérdida de un seno nos destruya, ya que somos más que un seno. Somos ese hermoso arco en las manos de Dios, de donde vienen las flechas del futuro y se disparan; somos la inspiración de poetas, el Ave y Eva[4]

---

[3] Déjame que en el enlace de dos almas fieles no haya impedimentos

[4] Como en el Ave María

deletreado al revés, es Eva (el nombre italiano de Eva). En una palabra, tenemos el contraste entre María, las Reinas de los cielos, y Eva, la madre del hombre, La reina del cielo y la Madre del hombre.

Nosotros como mujeres somos una raza: fuerte, durable, maleable y una raza sabia. Debemos demostrar fortaleza, nuestra visión—especialmente en tiempo de pérdida—no escondiendo nuestros sentimientos, no siendo tímidas, pero siendo razonables y sabias. Como mi madre siempre nos decía a nosotras sus hijas, cuando preguntábamos acerca de las mujeres, —Ustedes niñas dan tono, fuerza y belleza a un hogar, a una relación y consecuentemente al mundo.— Yo verdaderamente creo esto y estoy firmemente convencida de que nadie nos debe intimidar a menos de que nos dejemos.

Ningún hombre nos encontrará menos atractiva a menos de que lo queramos así y no es una peculiaridad para pacientes de mastectomías, es verdad para todas las mujeres. Tenemos control no sólo sobre lo que comemos, o hacemos, pero también sobre lo que pensamos. Una pérdida es una pérdida, así sea un seno, un amado o la pérdida de la inocencia. Aquellos de nosotros que han sufrido la tragedia de una pérdida tienen la responsabilidad de iluminar a otros a su realidad.

Cuando yo estaba en el hospital por mi primera mastectomía, mis compañeras de habitación quienes pasaron a través de una rutina de D & C, me preguntaban si mi esposo aún me quería, si yo tenía miedo de que él me dejara. Sentí pesar por ellas, que no comprendían el significado de la palabra amor. Hay muchas mujeres jóvenes cuyos conceptos de amor y matrimonio son superficiales y distorsionados.

Sinceramente esperé que el momento de la liberación femenina no sólo luchara por la liberación económica, sino también por la liberación espiritual.

Nosotras como mujeres somos nuestras peores enemigas. Podemos movernos a la derecha o a la izquierda, llevadas por lo que la sociedad presenta lo que debemos pensar, como cañas en la brisa más suave. Ser bella, atractiva y tentadora es un arte que respeto y practico a veces. Pero es un arte que compromete más que atributos físicos. Ellos solamente son la superficie del verdadero ser de la mujer. La belleza es un bono, pero la bondad y el amor son virtudes más finas.

Tal vez la pregunta real para manejar es cuando enfrentamos una cirugía. A dónde voy con mi pérdida física? mejor aún, cómo vivo con la realización de que no voy a seguir por siempre, que yo estoy suspendida ahora más que nunca entre la vida y la muerte? Vivir con el miedo a la muerte es vivir una vida muy abierta e intensa. Uno no juega con uno mismo o con los otros. Uno se encuentra con la realidad de frente y hace lo mejor posible. De repente, usted se siente como un turista en un mundo de residentes permanentes. Nosotros somos todos turistas, pero vivimos como si fuéramos inmortales (mantenemos el terror lejos).

Cómo esta nueva visión afecta nuestra vida y las relaciones con otros? Esto puede ser un problema real, el vivir la vida intensamente día a día; puede producir estrés sin solución en una relación. Una mujer puede demandar más de la atención del esposo, no porque se sienta insegura, sino porque ella aprecia el momento tan intensamente que no quiere dejar pasar un día sin amor. El miedo de morir y de no ser capaz de compartir la vida de su esposo puede volverse apabullante a veces. La primera navidad después de mi segunda cirugía, estaba tan feliz de celebrar el estar viva, que a todos los volvía exhaustos con mi exuberancia. Mi pobre esposo después de tantos rituales, se quedó dormido en la mitad de la ceremonia.

Quizás es ilusorio esperar que nuestros esposos tengan el mismo instinto de sobrevivencia que tenemos nosotras, lo que hace que cada momento cuente. Aunque el esposo sufra intensamente, él vive también con muchas demandas externas a las que debe responder también. Él está comprometido con dos mundos: el mundo del hogar y el mundo de afuera. Él no puede dejar que uno domine al otro; en su lugar, él batalla manteniendo un balance entre los dos.

Esto es excesivamente difícil para un hombre irse a trabajar saliendo del cuarto del hospital de su esposa, para enfrentar cosas triviales cuando él ha saboreado una porción de amargura en la vida. Mi esposo decía que después de haber vivido la experiencia del cáncer conmigo, los problemas del trabajo en comparación, parecían minúsculos. No obstante, ellos fueron problemas reales para sus clientes, y él tuvo que hacerlo mejor para resolverlos.

Simpaticé profundamente con el presidente Ford cuando su esposa con coraje batalló con el cáncer. Él tenía que rebotar de una formidable situación a la otra. Qué difícil debe ser mantener un balance, una armonía, entre esos dos mundos demandantes.

Es importante para una mujer hablar de sus sufrimientos, pero no es razonable esperar que otros respondan completamente por ella por mucho tiempo. Así que no debemos descorazonarnos o resentirnos si nuestra familia no está allí cada minuto para compartir cada malestar y dolor. El quejido constante y las quejas pueden ser desbastadoras para una relación. Cuando un hombre llega a casa después de un día largo de trabajo, es difícil manejar una esposa enferma!

Necesitamos ser sabias con nuestro sufrir así que no nos volvamos una carga para los que nos rodean, por más que nos amen, no son ellos los del cuerpo enfermo. Tal vez si uno está con un dolor horrible, no es mala idea tomar la medicina contra el dolor antes de que llegue el esposo a la casa, así que se pueda disfrutar algún tiempo agradable. Es importante también durante el curso de la enfermedad que haya momentos de alegría y descanso. Como unos pocos minutos de sueño profundo, tales momentos pueden revitalizar nuestro cansado espíritu.

Sé vibrante e interesada en el mundo alrededor de tí, en lugar de quejarse y llorar todo el tiempo. A nadie le gusta llegar a casa donde su pareja está continuamente decaída. El esfuerzo de no quejarse es también bueno para la paciente, porque la distrae de su propio malestar y la saca de su caparazón.

Encontré también que en momentos de estrés, debe existir un espacio entre los esposos, espacio que permite a cada uno reagrupar sus sentimientos. Los hombres, en crisis, tienen la tendencia a actuar como la roca de Gibraltar. Cuanto coraje tuvo mi esposo en mirar mis heridas en su estado más crudo. Qué valiente fue al ayudar a la enfermera a cambiar mis vendajes y a aliviar mi sufrimiento con su maravilloso sentido del humor. Su esfuerzo era como el de Hércules para bañarme, cuidar de mi herida en la casa sin apretar los dientes, evitando alterar mi paz. Aún, como me dijo después, las rocas también lloran; lo hacen cuando están solas. Nosotros juntos lloramos varias veces, pero hay un llanto, un llanto secreto, que sólo toma lugar en las cámaras sagradas de su propia soledad.

Otro miedo auténtico, probablemente de una madre joven, más que la de una mujer, cuya familia ya ha dejado el nido, es el miedo de que pasará con sus hijos cuando ella muera. Es doloroso, pero esencial discutir estos asuntos con el esposo. Una madre puede tener cierta filosofía especial deseando que sus hijos crezcan. Me acuerdo con lágrimas a una amiga joven que moría de cáncer de seno y sus miedos más grandes eran que su esposo fuera impaciente con su hijito cuando ella no estuviera. Ella discutió esto con él y sus miedos desaparecieron.

Las preocupaciones y los miedos que una mujer joven encuentra después de una mastectomía son innumerables. La más difícil para mí era imaginarme que si no sobrevivía, mi esposo se volviera a casa; y si eso pasaba como iba a mantener mi memoria viva en mi Licia. El miedo de no ver a tus hijos crecer, el miedo de no envejecerse al lado del esposo, el miedo de no ver su vida en un círculo completo. Esos son los miedos que nosotras debemos enfrentar.

La sociedad debería ayudar a las mujeres que han sufrido tragedias a verbalizar estos miedos básicos y a no perderse en un mundo de cosas triviales, así, si la vida se termina prematuramente, ellas podían morir en paz y no en desespero. Todo no se pierde, ella permanecerá en la memoria de sus hijos. Un buen marido no debe molestarse por tener conversaciones honestas, en lugar, el amará a su esposa por hablar sobre sus temores, que son también los de él. Debemos discutir el futuro de nuestros niños con nuestros esposos, no sólo por nosotras, sino por ellos. Si morimos, nosotras podemos ser ángeles que guían a los niños más jóvenes.

Debemos ser comprensivos y pacientes con la gente que nos rodea, porque ellos están comprometidos con la vida y sus múltiples llamadas. Nadie puede sufrir por nosotros, pero ellos pueden sufrir con nosotros. La familia y los amigos pueden ayudar a manejar nuestra angustia y aún nuestro miedo de morir. No debemos protegerlos de nuestros miedos, porque ellos pueden ser una gran fuente de inspiración para nosotros. Cuando se maneja la vida y la muerte, todos los pretextos cesan.

Los verdaderos sentimientos se derraman como una fuente que ha estado bloqueada por un tiempo y de repente se abre para calmar la sed de muchos. Recuerdo que nos sentíamos muy aliviados después de discutir sobre la muerte y mi miedo de no ser parte del crecimiento de Licia o de la vida de Thomas. Todos lloramos y sentí la pesadez de mi carga. Me dolió y la tentación hubiera sido de pretender que el miedo no estaba ausente, pero todos encarándolo juntos, sentimos lo unidos que éramos y los profundos sentimientos que teníamos por cada uno.

Nosotros experimentamos nuestra coherencia, nuestra fragilidad, la fusión de tres personas en una. Nos vimos como un cuerpo con muchos miembros. Cuando un brazo dolía, como puede el resto del cuerpo ignorar el dolor? Fisiológicamente, el cuerpo moviliza todas sus fuerzas para ayudar al brazo a curarse.

Por qué no deberíamos movilizar toda nuestra fuerza familiar para deshacernos de miedos, ayudar a curar? Lo natural, es deshacernos de nuestras inhibiciones.

Una noche, yo estaba tan atormentada con el pensamiento de la muerte que no podía cerrar mis ojos. Finalmente desperté a mi esposo, quien me dio una bella descripción de la muerte que me calmó y me dormí. Él comparó la muerte con el anfitrión de una fiesta quien llama a la gente del otro cuarto para que se junten con ellos. Por supuesto, nadie quiere ir, por el miedo de dejar a sus seres queridos, y el miedo a lo desconocido, de decir adiós a la única vida que uno conoce. Ya cuando entra al otro cuarto, sin embargo, él o ella descubren que es también divertido. Es difícil hablar de la muerte, lo sé, es inevitable y como tal, debemos aprender a morir como aprendemos a vivir.

Mi esposo y yo leímos un libro excelente de Elisabeth Kubler-Ross *On Death and Dying*,[5] un buen libro basado en experiencias de la vida real. El aumentó mi filosofía de universalización en reconocer que nadie está feliz de morirse, no importa qué edad tenga. Me acordé que mi miedo a la muerte no era mi conflicto, pero si el conflicto de todas las criaturas vivas. Si reconocemos a la muerte como una condición inevitable, entonces podemos aprender a encararla sin inducir culpa a los que están alrededor de nosotros.

Los niños pueden ser muy espontáneos acerca de la muerte. Una tarde manejando hacia la casa, Licia, encantada con un atardecer bello, deseó que los tres nos fuéramos al

---

[5] Sobre la muerte y la agonía

cielo en ese momento. Yo sentí un frio en mi espina dorsal por su alegría, y me di cuenta de cómo niños están libres de los enredos de la vida. Como Cristo dijo El Reino de los cielos es realmente de ellos, a menos que también nosotros nos volvamos como niños, libres de ataduras de la vida.

Después de una mastectomía, el mayor deseo de una mujer es resumir su vida como era antes. Pero, puede ella realmente alegrar la vida que tenía antes de la cirugía? Ninguna reconstrucción, ningún cosmético puede borrar el cáncer. No hay regreso a la *tabula rasa*.[6] Una serie de experiencias permanecerán que ni el tiempo ni la filosofía pueden negar. La pregunta real es entonces, haber tenido una experiencia tan dramática que afectó mi vida, a dónde voy desde aquí?

Estamos constantemente en un estado fluido. Todo cambia, incluyéndonos a nosotros mismos, si hemos tenido una cirugía de cáncer o no. Al mismo tiempo debemos aprender a discriminar entre las cosas que cambian que importan y las que no. Lo que una operación como el cáncer de mama puede hacer es exponer no sólo los valores reales de la vida, pero que valores eran los nuestros.

Si, por ejemplo, usábamos un bikini, es tan importante para una mujer, y ella piensa que ya no puede usarlo más, ella se sentirá frustrada. Si su frustración continúa, ella pronto se dará cuenta que no importaba si no puede usar el bikini por la operación del cáncer porque ella no luce tan bien como lucía en sus 21 años. Esto es, para la mujer joven, una lección

---

[6] *hacer borrón y cuenta nueva*

temprana de que es la vida. Hay tiempo para reír, y tiempo para llorar, tiempo para vivir, y tiempo para morir. Si esto no es la pérdida de un seno, es la pérdida de un ser querido; si no es una forma de tragedia, es otra.

Cuando se está realmente enamorado, la pérdida de un seno no debe tener consecuencias. Un amor basado en una parte del cuerpo no sobrevive. El amor es una fuerza avasalladora que soporta cualquier prueba. *Amor vincit omnia*.[7] Una fuerte relación se desarrolla después de la tormenta, una débil, sucumbe.

El comentario bíblico dice: que quien tiene conseguirá más, el que tiene poco conseguirá menos que el que tiene, es muy apropiado aquí.

Muchos matrimonios están destinados a fracasar, teniendo cáncer o no. Tal vez esto es sabio para tener en mente, así nadie puede atribuir el fracaso del matrimonio a la pérdida del seno. Si el sufrimiento no puede mantener a la pareja junta, nada podrá sostenerlo, porque es en el sufrimiento que nuestra unión se debe sentir más fuerte y necesitada. Las tragedias instintivamente nos hacen más cercanos a los otros, y entonces nos damos cuenta de qué frágiles son los seres humanos.

Tengo un gran respeto por el hombre que encara abiertamente y con coraje la pérdida del seno de su esposa. Él asume una tarea difícil. Debe ser cariñoso, amoroso y atento, pero al mismo tiempo, no debe volverla inválida. Es fácil para una mujer rendirse después de una cirugía de cáncer, y su

---

[7] El amor todo lo vence

recuperación depende mucho del comportamiento de quienes la rodean, especialmente el del esposo. Su instinto debe ser proteger a su esposa de los comentarios insensibles de otras personas, tratar de minimizar el estrés y el sufrimiento después de la cirugía del cáncer; entonces debe ofrecer amor y no dependencia, fuerza y no debilidad, libertad y no servidumbre. Fuera de estas acciones donativas, y mucha dedicación un gran amor nace, una nueva percepción de cada uno.

Es extraña, nueva, y emocionante la experiencia de conocer su fortaleza y poder, la ternura y el calor, la alegría y el sufrimiento de amar y ser amado. Si cualquier cosa en este mundo transciende nuestra finitud y limitación, seguramente debería ser el amor entre dos personas. Cómo podemos entonces admitir cualquier "impedimento" a tal unión? Si nosotros amamos o dejamos de amar, no es una reflexión de una parte del cuerpo, pero sí de nuestro ser interior. Como decía Leonardo da Vinci, —*The greater the man's soul, the deeper he loves*—[8].

---

[8] Entre más grande es el alma del hombre, es más profunda su capacidad de amar.

7

Sobre los niños

The child is father of the man.[9]
William Wordsworth

Los niños son obras de arte, y sus padres los artistas. Un niño es como una lira, aparentemente simple pero muy compleja al tacto. De igual manera los padres deben aprender a manejar las liras humanas, cómo hacerla musicales, no discordantes. Desafortunadamente, muchos niños son dejados a merced del viento para producir música. Algunos son afortunados, a pesar de vientos contrarios, logran hacerlo; otros sucumben en la discordia y pasan su vida de adultos buscando la llave hacia la armonía. Revisando los años de la niñez Aún bajo las mejores circunstancias, ser padre no es simple. Es una tarea

---

[9] *El niño es el padre del hombre.*

maravillosa. Se necesita ingenuidad, estabilidad, amor y sobre todo buen juicio. Es muy difícil amar con juicio y dar generosamente sin pedir nada en retorno, dejar que los niños compartan tus alegrías y tristezas sin presionarlos u oprimir sus espíritus inocentes. Yo descubrí la verdad profunda de este desafío cuando la saga de mi cáncer empezó a desenvolverse.

Encontré que era muy importante compartir con Licia mis sufrimientos. Y tenía que tener Cuidado de no maltratarla con mi sufrimiento. Ella fue una gran ayuda para mí. Y a veces parecía que cambiábamos de papel. Ella me informa. Ella me daba alivio cuando yo estaba adolorida, con sus simples y genuinos comentarios; me dirigía hacia la oración cuando yo me desesperaba y sobre todo, me llevaba al ritmo simple de la rutina cotidiana. Sus muchas demandas me hicieron olvidar las mías; su compañía hacía de mis experiencias dolorosas casi divertidas.

El día que compré mi primera prótesis, estaba feliz porque podía usar ropa más apretada: me puse displicente al pensar que tenía que usarla para siempre. Licia agarró la prótesis y me dijo: —Mami, quieres tu tortuga?— Yo me reí de su comentario y la abracé—a ella y a la "tortuga".

Después de mi primera cirugía, traté de mantener cierta rutina, Licia y yo continuamos nuestros baños juntas después de que la herida se sanó. No quería esconderle nada. Tal vez yo quería darle un mensaje de normalidad aunque había perdido un seno.

Una puede perder un seno y aún continuar una vida normal, como la señora dulce que vivía en Capistrano a quien yo a veces le llevaba un plato caliente de pasta cada domingo.

Yo siempre era la voluntaria para llevarle la comida, porque me gustaba su semblante sereno, su cuerpo delgado, derecho y sus manos largas, arrugadas. Siempre dobladas con gracia. Me gustaba ver cómo estiraba sus manos para tomar el plato y luego ponía sus manos en mi cabeza y me bendecía. Siempre se vestía de negro y usaba blusas flojas. Se veía como sin senos, casi curvada; pero yo nunca pregunté acerca de su condición, pero era bella a pesar de todo.

—Ella vivió hasta por muchos años a pesar de sus dos mastectomías.— Mi madre me lo recordaba cada vez que el miedo de la muerte venía a mi mente. Entonces la veía en mis memorias, en su casa humilde, pobre y yo me consolaba. No puedo a veces dejar de sentir esas benditas manos en mi cabeza.

Pobre señora! Debió haber sufrido mucho con dos mastectomías antes de los avances de la anestesia. Pero el sufrimiento no le apagó su cara. Su sonrisa era profundamente espiritual. Yo quería que Licia creciera con la idea de que uno puede perder un seno sin perderse uno mismo! A menudo pensaba en ello cuando estaba en la escuela secundaria. Tal vez estudiando acerca de mastectomías y el efecto que puede tener en la gente y yo esperaba que ella me dijera: —Yo no me acuerdo que era tan horrible, mi madre nunca se sintió así.— Yo me sentí como su maestra y tenía mucha responsabilidad por mi comportamiento. A veces nos olvidamos que somos las maestras. Nosotros influenciamos a otros con lo que hacemos y decimos. Y como manejar una situación. Y manejando una situación no significa reprimir lo desagradable o pretender que todo causa risa.

No, debemos enseñarles a los niños cómo llorar. Y así aprenderán como reírse. Kahlil Gibran, un poeta libanés-americano, dice que la alegría es tristeza sin máscara. Qué verdad! Sólo después, que hemos saboreado la amargura de la vida, podemos realmente reírnos.

No temas dejar que tus niños te vean en las peores situaciones. Yo nunca me arrepentí que Licia me viera destruir ese bello vestido de seda, ella debía verme como un ser humano normal, con toda la fragilidad, sensibilidades y momentos de desespero que son inseparables de la condición humana. Sólo cuando ella me viera llorar, podia apreciar mejor mi risa. Pero es importante que el niño observe la conclusión de una explosión emotiva como la que tuve. Ella vio que recuperé mi calma, mi receptividad por su amor. Mi aprecio de los comentarios de Thomas, diciendo que yo estaba maravillosa y que yo era la mujer más bella de la fiesta. Los niños no sólo deben ser testigos de la tempestad, pero también de la calma posterior.

La fortaleza de las tragedias griegas, residen en el hecho de que al final, a pesar de la tragedia, se restaura el orden. Es crítico que los niños vean como sobrevivimos, tristeza, nuestras frustraciones, así que tengan un punto de referencia y conocer cómo expresar sus propias tristezas y rabia. También considero esencial que los niños tengan un sentido de espiritualidad, una creencia en Dios o un ser supremo, con una fuerza más grande que ellos y sus padres. Cuando un padre se enferma, el mundo del niño se amenaza. Era muy confortante para Licia ser capaz de rezar a Dios por mi recuperación. Es muy poco que los niños pueden hacer por un padre enfermo. El ser capaz de ofrecer sus pensamientos más íntimos a Dios, así que su padre recobre la salud, les da un sentido de fortaleza; un sentido de control. El niño puede hacer algo. También la fe en un Dios benevolente o en una fuerza espiritual. Una fuerza llena de amor, consuela a los niños en tiempos de estrés. Yo me acuerdo de las palabras de Licia después de mi primera cirugía, cuando me fue a visitar al hospital: —Mami, Jesús viene y dice: Teresa, levántate y ve donde Licia—. Ella especialmente amaba la historia de la Biblia cuando un niño fue resucitado. La espiritualidad, es por supuesto una inversión una aseguradora para los días de necesidad, y no debemos de privar a nuestros niños de tal beneficio. Me siento desconcertada cuando dejan crecer a los niños en un medio ambiente no religiosos. Para que más tarde escojan la religión que quieran. Cómo pueden escoger si nunca han tenido experiencias de cualquier tipo de fe. Para vivir y manejar constructivamente un mundo tan complejo como el nuestro, debemos darles algo más que proteínas y vitaminas. Debemos equiparlos con conocimiento de espiritualidad, así que cuando el pantano nos rodee, ellos puedan sobrevivir y salir por encima de todo aquello.

Después de mi segunda cirugía noté que había adquirido la psicología del sobreviviente. Cada día se sentía como una oda a la vida, una bendición ser parte del mundo de Licia y Thomas cada momento era crítico para mí. Las fiestas cambiaron mucho por más tradicionales, rituales e intercambio de felicidad. La primera navidad después de la segunda cirugía afirmaba mi renacer. Me sentía como una niña de nuevo, fuerte y llena de vigor. Yo quería que Licia saboreara las alegrías de mi niñez concentrándose en el espíritu real de la navidad: la escena de la natividad Licia, sus amiguitos y yo fuimos al bosque a buscar pedacitos de madera, musgo y ramitas para reconstruir la casita de Belén. La noche de navidad, hicimos procesión con velitas prendidas alrededor de la casa, la cena fue larga con sus 13 platos tradicionales, cantando villancicos y canciones navideñas, todo manifestaba mi intoxicación con la vida.

El cáncer estaba en el pasado, no tenía cicatrices. Sólo la alegría de vivir como el turista que el último día de viaje, quiere tomar cada foto posible. Yo estaba ansiosa de imprimir en la mente de mi hija imágenes de lo que yo estaba hecha.

La noche navideña, intensificó todo. Yo no vía la vida a través de los ojos de Licia. Simple pero real. Es fácil para un padre inconscientemente abrumar al niño haciendo todo significante. Los niños funcionan a menudo en una sonata simple. De otra manera, me encuentro funcionando la mayoría del tiempo como la quinta Sinfonía. Después del cáncer, una queda suspendida entre la vida y la muerte, y la percepción de la muerte tiende a reforzar la vida. A veces es un gran peso sentir tanto en un estado temprano de la vida. Los niños necesitan respuestas francas y precisas, no respuestas intensas. Licia me preguntó una vez porqué yo no podía tener más hijos yo le respondía que mi vida estaría en peligro. Ella rápidamente preguntó —Quieres decir, que te morirías?— Yo le dije que podría pasar, ella me abrazó, y corrió a jugar, feliz como siempre.

Descubrí cuando ella tenía 6 años, que realmente no entendía el problema como yo pensé que ella lo hacía. Después de mi primera cirugía Licia tenía sólo 17 meses, y yo continuaba bañándome con ella, manteniendo el mismo sistema de vida de antes de mi cirugía. Al pasar de los años, ella noté mi prótesis y a menudo la tomaba en sus manos y la llamaba "tortuga", aún, a pesar de parecer relajada acerca de esto, un día regresó de la guardería diciéndome que una de sus maestras había tenido una cirugía como la mía. A la maestra le dolía un brazo. Licia no había asociado mi sufrimiento con la pérdida del seno.

Qué sabios son los niños! Pocas veces saturan sus circuitos. Ellos tienen gran sentido de cuanto pueden absorber. Así como el típico niño no se sienta a la mesa y come más de lo que necesita, igualmente ella no se abrumaba con más detalles de los que podría manejar.

Un día descubrí que cuando la halé de su columpio precipitosamente, cuando jugaba con sus amigos de ruta a la casa le pedí excusas varias veces y lo repetí aún más. Ella se voltio hacia mí y me dijo —No era tan malo, mami.— Ella aceptó la interrupción más fácil que yo.

Cuando Licia estaba más grande, yo sentí que era necesario para ella ver mujeres que no habían tenido mastectomías. Ella necesitaba darse cuenta que su madre no era la normal, que yo había tenido una pérdida. Hice que Licia tomara clases de natación en la universidad, donde ella se cambiaba en el mismo cuarto con su instructora. Quería que ella creciera con la actitud adecuada y no asustarse cuando le empezaran a crecer sus senos.

Mi familia y yo participamos en un programa de una compañía canadiense de noticias. Era sobre el cáncer de mama y Licia miró el programa con nosotros. Su reacción de ver a una mujer con reconstrucción de senos que yo no pude tener, me afirmaba que ella me quería como era yo. A veces, tememos que los niños se alteren mucho si nos ven después de una mastectomía. Si se maneja apropiadamente, no tendrá efectos adversos en el niño. Si la madre es insegura, o trata de esconderse cuando se cambia de ropa, ella puede pensar que la madre esconde algo terrible.

Los niños a veces preguntan a dónde se fueron los senos removidos. Encontré esta pregunta difícil de responder, le dije a Licia que se habían ido al cielo. Tuve el cuidado de no decirle: —Fue removido porque estaba enfermo— ya que yo no quería que ella pensara que cada parte mía estaba enferma y que sería cortada eventualmente.

Cuando son muy niños, es sabio llevarlos al hospital cuando nos registremos. Yo me arrepiento de haber dejado a Licia durmiendo cuando fui al hospital por primera vez. Pobre niña! Ella debió pensar que yo me había desaparecido, si me hubiera visto en el hospital, al menos tendría una imagen mental de donde estaba yo.

Afortunadamente había comprado un libro de P.D. Eastman llamado *Are you my mother?*[10] Antes de que fuera al hospital. Más tarde supe que mi hija quería que mi suegra le leyera el libro continuamente. Licia se identificó con el pajarito que llegó al mundo y no vio a nadie en el nido, así que se fue a buscar a su madre. Cinco años más tarde Licia llevó el libro a la escuela y les contó a sus compañeritos que sentía ella acerca de la historia, y de qué manera se identificaba con el pajarito. En mi segunda cirugía, Licia tenía seis años. Estaba más madura. Ese mismo día leyó la historia que yo había escrito para ella.

---

[10] Eres tú mi madre?

Uno no tiene que escribir historias fantásticas para sus hijos, pero una nota, una tarjeta, o algo personal es recomendable, para que el niño no se sienta abandonado. Esto me lleva a un punto, del cual me siento inclinada fuertemente. Qué hace el niño todo el día de la cirugía? Yo aprendí con Licia que los niños tienen que tener permiso de vivir sus tristezas. No los deben llevar al circo o a ningún otro lugar. Si no quieren ir, ellos deben ver a todos alrededor de ellos en la casa, sentirse tenso y con aprehensión, y no deben ser enviados fuera de la casa o en encerrados en su cuarto. A los niños se les debe permitir llorar todo lo que quieran. También a la gente alrededor de ellos deben saber cómo tratar al niño. Los adultos no deben calmar el miedo del niño, poniéndoles dulces en la boca, ellos deben reconocer la percepción de los niños y no deben tratar de distraerlos.

Recuerdo un episodio del cual fui testigo, en una barbería a un niñito a quien le iban a cortar el cabello, el barbero tenía una máquina eléctrica que hacía mucho ruido. El niño se asustó y empezó a llorar. Su madre le ponía dulces en la boca, en lugar de reconocer sus miedos y pidiendo al barbero que usara tijeras pequeñas. La necesidad de los niños de vivir sus tristezas es algo intrínseco, por lo tanto no debemos desviar su curso. Tal vez la razón porque tratamos de distraerlos del sufrimiento es porque nos sentimos mal cuando ellos lloran. Nos volvemos inseguros y miedosos. Pero a los niños se les debe permitir vivir sus tragedias, para que puedan aceptarlas. Ellos también necesitan universalizar su sufrimiento. Los niños son muy buenos en encontrar un libro o una situación con la que se puedan identificar. Ellos lo hacen naturalmente, pero sólo si los dejamos.

El día de mi primera cirugía, mi querida vecina me dijo más tarde que Licia se sentó en la silla mecedora y se mecía ella misma. JoAnn, pensando que Licia necesitaba consuelo, la levantó y la abrazó. Licia le tomó la mano y la llevó al sofá. Ella regresó a la silla y se distrajo cantando canciones de cuna, hasta que salí de la cirugía. Tal vez nuestros niños a veces no pueden compartir sus profundos sentimientos.

La segunda cirugía me llevó a una nueva percepción de los niños. Yo disfrutaba tanto de mi hija que me volví como la abuela que anda lento con los años y consecuentemente, percibe más sus acciones que la madre llena de energía con presión de tiempo. Yo podía distinguir lo que más importaba. Los niños necesitan la atenta sabiduría de los abuelos y necesitan la mano fuerte de los padres. Yo encontré muy difícil a veces, balancear entre estos dos papeles.

Me consideré bendita de poder ser testigo de otro día en la vida de Licia y sentí gran necesidad de hacer énfasis en lo bello. Todavía, la vida tiene muchos aspectos, y los niños necesitan como manejar un día normal. La metáfora del río me ayudó intensamente, pensaba que la vida de Licia era un río que corría hacia adelante y no hacia atrás. Como tal, yo no podía detenerla de continuar su curso. Ella podía compartir mi *joie de vivre*[11] pero ella no podía vivirla tan intensamente como yo. Ella no era yo y ella no era mía. Ella era para mí, muchas cosas: una maestra, que me enseñó a reír cuando hacía mis ejercicios. Mi visión del cielo, cuando los principios del infierno se hacían insoportables para salir de ellos, y mi

---

[11] alegría de vivir

guía para volver a la normalidad, por lo que era la alegría de cada día.

Khalil Gibran en *The Prophet*[12] incluye un bello pasaje sobre los niños que me dio ánimo cuando yo tenía dudas:

> *Your children are not your children.*
> *They are the sons and daughters of*
>   *Life's longing for itself.*
> *They come through you but not from you,*
> *And though they are with you yet*
>   *they belong not to you.*
> *You may give them your love but not*
>   *your thoughts,*
> *For they have their own thoughts.*
> *You may house their bodies but not*
>   *their souls,*
> *For their souls dwell in the house of*
>   *tomorrow, which you cannot*
>   *visit, not even in your dreams.*
> *You may strive to be like them,*
>   *but seek not to make them like you.*
> *For life goes not backward nor tarries with*
>   *yesterday.*
> *You are the bows from which your children*
>   *as living arrows are sent forth.*
>
> *Let your bending in the archer's hand*
>   *be for gladness;*
> *For even as he loves the arrow that*
>   *flies, so he loves also the*

---

[12] El Profeta

bow that is stable.[13]

Este pasaje fue como un evangelio en mi vida con Licia. Cuando yo lo leo me siento libre y etérea, y consecuentemente me preocupo menos de los tecnicismos en mi diaria relación con Licia. La última frase del poema de Gibran me calmaba, el que ama la flecha también ama el arco. Yo también era un niño en los ojos de Dios, un niño necesitado. La belleza de los niños está en su habilidad de hacernos sentir como niños de nuevo. Ellos son para nosotros, una inspiración. Nosotros tratamos de ser como ellos y aún debemos inspirarlos a ellos.

Es una tarea extraordinaria, pero la más grande de todas.

---

[13] Tus hijos no son tus hijos. Son hijos e hijas de la vida deseosa de sí misma. No vienen de ti, sino a través de ti y aunque estén contigo no te pertenecen. Puedes darles tu amor, pero no tus pensamientos, pues,
ellos tienen sus propios pensamientos. Puedes abrigar sus cuerpos, pero no sus almas, porque sus almas
viven en la casa del mañana, que no puedes visitar ni siquiera en sueños. Puedes esforzarte en ser como ellos, pero no procures hacerlos semejantes a ti porque la vida no retrocede, ni se detiene en el ayer. Tú eres el arco del cual tus hijos son lanzados como flechas vivas. El arquero ve el blanco en el camino del infinito, y él le dobla con su poder que sus flechas pueden ir rápidas y lejos. Deja que la inclinación en la mano del arquero sea para la felicidad. Porque así como Él ama la flecha que vuela, así ama también el arco que es estable.

8

Sobre decisiones médicas y cosméticas [1]

Nuestro mundo hoy es muy emocionante; estamos constantemente bombardeados con conocimiento. En los Estados unidos somos tal vez el público mejor informado del mundo, no sólo porque somos gente con "tiempo libre", sino porque tenemos también la bendita libertad de leer, escoger y oír lo que queremos. Pero el público tan informado tiene una carga que llevar, ya que el conocimiento se vuelve responsabilidad. Cada día tenemos que tomar decisiones responsables, aún ir al supermercado es una batalla de escogencias y responsabilidades. Tener química para descifrar la salud. El problema de las escogencias se vuelve más crítico cuando manejamos asuntos de salud, ya que en medicina "un

---

[1] El cáncer ha cambiado desde el tiempo en que escribí este capítulo, el cual describe el espectro del cáncer en 1970.

pequeño aprendizaje es una cosa peligrosa" y la ignorancia no es bienaventurada y puede costar una vida.

Para una mujer que ha descubierto una masa, encararse con muchas filosofías de cómo proceder puede ser muy traumático. Es difícil aceptar la realidad de descubrir una masa, y menos discernir qué escuela de pensamiento es mejor que la otra.

Este es tiempo para consultar con varios cirujanos y discutir francamente cómo se siente, explicar su confusión y peguntar por estadísticas según los diferentes métodos. A través de consultar con varios médicos aprendí que hay dos tipos de cirujanos a) el que hace práctica privada, b) el cirujanos académico de una universidad. Los privados tienden a ser más conservadores y practican métodos que se han usado por mucho tiempo. Sólo cambian cuando un nuevo método es válido. El cirujano académico, tiende a ser más experimental, usa nuevos métodos, aunque no hayan sido confirmados con la investigación.

Un gran cambio en cáncer ha sido el campo de la patología. Los informes patológicos son más completos, más informativos. Se sabe qué tipo de cáncer es, si es infiltrativo o no, etc. Tal información determina lo extensivo de la cirugía.

Hay una tremenda controversia entre cirujanos en el tiempo de mi enfermedad, de cómo el cáncer de mama debería ser tratado. Algunos cirujanos descontinuaron las mastectomías radicales y favorecieron las parciales, ya que creían que no había evidencia aceptable que la cirugía radical prolongara la sobrevivencia.

Aunque yo estaba bien informada de esta controversia, me sentí más cómoda con el método conservativo.

Muchos factores entran en la decisión acerca de qué clase de cirugía tener si el cáncer está detectado. Es importante estar lo mejor informado posible, pero leer un libro o un artículo sobre el cáncer, no debe llevar a tener demasiada confianza, terquedad o finalmente caer en errores graves. Estamos manejando a un gran asesino y no a una gripe común. El médico que dice que sacó todo al remover la masa del seno es justo como el que indiscriminadamente dice — Remuévalo todo completamente.—

El cáncer es muy complejo como el enemigo que debe ser tratado por un solo método. La cirugía debe ser la primera alternativa: la radiación y la quimioterapia, y otros métodos pueden ser necesarios como seguimiento. Una de las ventajas de ir a una clínica de cáncer es que los médicos tienden a ser más aventureros y abiertos a los últimos descubrimientos. Yo aprendí cuatro años después que tal vez había debía haber recibido quimioterapia, ya que dos tercios de los módulos linfáticos se encontraban cancerosos.

Es importante saber las opciones más recientes de tratamiento, así como es importante conocerlas uno mismo. Una debe ser el capitán en la batalla. Las mejores estrategias de guerra se planean en territorio conocido, así como también tener mucho conocimiento sobre el enemigo. Una mujer debe examinar su territorio, su fortaleza en hacer decisiones. Ella debe trabajar y deshacerse de todos sus miedos y dudas antes de estar de acuerdo con un tipo particular de cirugía.

Después de la cirugía no hay tiempo para arrepentirse. Un nuevo y largo camino está abierto para los afortunados que verán el arco iris después de la tempestad.

Yo era una mujer joven, y para mí el seno significaba

mucho, pero no lo suficiente para poner mi vida en peligro. Había poco que hacer con el cáncer. Yo no quería perder la más mínima oportunidad de sobrevivir, así que opté por la mastectomía radical. Como una madre joven, tenía una responsabilidad hacia mi familia en la escogencia de la cirugía. Y ciertamente era mi cuerpo, mi vida; y sentía profundamente el deber de estar viva. Mi vida pertenecía igualmente a mí, a Thomas y a Licia, pero no mi apariencia física.

Acepto, que el aspecto cosmético puede ser más importante para unos más que para otros. Yo estoy bien enterada que la imagen de sí misma juega un papel importante manejando la familia, y confío que cualquiera que sobrevive el cáncer hará énfasis en renacer más que en la pérdida.

Existe mucha disponibilidad para una paciente de mastectomía en el área de prótesis. Hay una en el mercado que se siente tan real que su peso se mueve naturalmente cuando hacemos una vuelta. La mía se movía tanto que un día, cuando me doblé para cortar unas flores la encontré en el jardín, la recogí y me reí y seguí recomiendo mis flores.

Los cirujanos plásticos pueden reconstruir el seno con silicona para reemplazar el que se perdió. Un tipo de prótesis de lujo es el molde duplicado del seno que quedó, gracias al Dr. Dennis Lee de Ann Arbor, Michigan.

No puedo hacer suficiente énfasis en la importancia preoperativa de uno mismo y la familia. Para la mujer que cree firmemente que debe tener una reconstrucción (y para cualquier mujer para quien el desfiguramiento podría ser un tormento insufrible), es aconsejable hablar con el médico acerca de esta situación. Me enteré sólo tarde que después una cirugía radical la reconstrucción no era posible. Estaba muy disgustada y hubiera querido saber de esto antes. Eventualmente, por supuesto, estaba convencida que hubiera tomado la misma decisión, con o sin conocimiento.

Estaba completamente intoxicada con la vida, y me siento bendecida que estoy aquí para compartir las experiencias con el lector. Lo que quiero decirles es esto: estés preparada, acumula conocimiento, pero más que todo sé sabia. No camines donde el médico, corre. Corre donde el médico. Si se dice que la masa es nada, corre donde otro médico que te seguirá con otro procedimiento y no te va a enviar a la casa a observar cómo crece tu masa. Lo que tenemos a nuestro favor es detección temprana. El cáncer nunca se curará por sí mismo. Nosotros no debemos ignorar los síntomas, aunque la tentación es grande. La primera reacción es ignorarlo, como si habláramos a un niño dentro de nosotros: olvídate y va a desaparecer. Al menudo nos encontramos diciéndoles a los niños. —No pienses en eso y no te dolerá—. El cáncer de mama no duele, así que el niño para quien la negación es felicidad, para una mujer puede ser desastroso. Si usted nota cualquier síntoma durante su examen mensual (y no se olvide de chequear sus senos después de cada período), para correr hacia el médico.

Esto es parte de nuestra misión, no el fin. No cometas mi error, y esperar que una quemada de sol o un resfrío te mandé al doctor. Tú tienes que exigir más exámenes. A veces parece que todos los numerosos anuncios que son dirigidos a los pacientes, deberían ser dirigidos a los médicos. De acuerdo con las estadísticas la mayoría de las masas son descubiertas por los pacientes y algunas son peligrosamente ignoradas por los médicos.

En estos avances médicos y tecnológicos, una biopsia no es un procedimiento complicado. Otro método rápido es la aspiración, con la cual el médico puede determinar si su masa es cancerosa o no. Hay muchos más exámenes como la mamografía, xerografía, que son excelentes medios de detención de cáncer usando Rayos X. Otro examen disponible es la termografía, que detecta áreas de calor emitido de los tejidos del seno. Sin embargo, la termografía se considera sólo como una ayuda importante en el diagnóstico y no un procedimiento para detectar el cáncer. Los tumores malignos no emiten calor excesivo, pero otras condiciones no malignas lo hacen como las infecciones y reacciones inflamatorias.

Otro problema que creo que es importante discutir aquí es cuando el cáncer ataca a una mujer joven. Tener cáncer a una edad temprana es trágico, porque muchas mujeres no tienen la oportunidad de completar sus familias. La inhabilidad de no poder tener hijos puede ser angustiante para una mujer joven. Ella puede ser tentada después de una mastectomía a encontrar un médico que crea que es seguro para ella tener hijos y no es difícil encontrarlo. Algunos doctores creen que durante el embarazo la actividad hormonal tiende a reactivar el cáncer. Los tratamientos de radioterapia pueden afectar al feto; resultando con la posibilidad de niños deformes.

Qué debe hacer uno? Otro horrible dilema debe ser encarado. Yo luché con él por mucho tiempo. Aunque mi deseo de tener más hijos era muy intenso, ya no quería ponerme en peligro. Estaba segura, sin embargo, que si yo me embarazaba no destruiría una vida para salvar la mía. Así, más y más complejidades parecen no tener fin en un espiral. A pesar de todos ellos, no hay nada más grande que la vida y viviendo nos damos cuenta de nuestras fortalezas y debilidades, nuestra capacidad de luchar y nuestra visión de vivir.

No dejes que mi historia te desaliente. En lugar de eso que te muestre la profundidad de vivir. Tu habilidad como miembro de la familia humana de saborear lo amargo y lo dulce, lo finito y lo infinito. Que seas libre de sufrimiento, pero si esto no pasa, deja que tu sufrimiento fluya de las cámaras sagradas de tu corazón y abarca a todos nosotros, porque es en dar que recibimos.

PARTE IV: CODA

9

Incipit vita nova[1]

Aquellos que creen en Dios o en un Ser Supremo están predispuestos a preguntar sobre la misericordia de Dios durante nuestra batalla contra el cáncer. La pregunta más común es: —Por qué a mí?— La respuesta está tal vez en la sabiduría del *Eclesiastés*. La lluvia cae sobre los buenos y los malos, los ricos y los pobres. A veces, sin embargo, esta observación no es suficiente para calmar nuestra furia, en nuestra desesperanza contra el cáncer, podemos sentir la necesidad de atribuir nuestro sufrimiento a algo o a alguien.

El terror del cáncer es que nos hace sentir sin poder, porque no sabemos cómo controlarlo. Ya que somos seres racionales y nos gusta ser dominados por la lógica, buscamos una razón para nuestro sufrimiento. Cuando todos nuestros

---

[1] Comienza una nueva vida

recursos humanos fallan, entonces nosotros volvemos hacia Dios y le preguntamos: —Por qué tú, Dios, me atormentas con esta enfermedad?— Es difícil creer que un padre amoroso nos aflija así.

Nuestros cuerpos son tan complicados y como tales, son susceptibles a fracasar, o en el caso del cáncer, a la invasión de organismos incontrolables. Somos parte de la naturaleza y en constante estado de muerte y renovación. Una parte de nosotros muere, otra vuelve a la vida. Los vientos fríos de marzo anuncian la primavera, así como la enfermedad anuncia fuerza y crecimiento.

Los esquimales nos demuestran la fortaleza que se deriva de la naturaleza en su batalla con una fuerza a veces más grande que ellos mismos. Las esculturas revelan al tocarlas la solidez del hierro y la suavidad de la seda. Una mano débil nunca las podría haber creado. La forma recta comunica al que la mira un sentido de paz y dirección, con la vista sutil de su creador. Para lograr tanta tranquilidad en las esculturas, cuántas tormentas ha sobrevivido el artista.

Las tormentas del cáncer son tantas que a veces son intolerables. Aún, si aceptamos esto como parte de la condición humana, y no como un castigo de Dios, entonces, podemos a través de la Divina Providencia, pedir a Dios que nos ayude a encontrar en nuestro sufrimiento un sentido de dirección, un sentido de crecimiento hacia un mejor entendimiento de nosotros mismos y del mundo que nos rodea. Dios puede ayudarnos a atenuar el sufrimiento y subir de nuestro diario lodazal de la vida diaria, para que podamos construir sobre las ruinas y podamos recoger en lugar de dispersar. Él es una fuerza creativa en nosotros y puede iluminarnos y ayudarnos a tornar el infierno en un cielo.

Sin la Divina Providencia, es difícil elevarse sobre las tinieblas de la vida terrenal. Pero la Divina Providencia no viene hacia nosotros inesperadamente y sin ser invitada. Debemos estar abiertos a ello, y sobre todo vigilantes para reconocer cuando llega. Hay un proverbio que oímos regularmente en Italia: *Aiutati che Dio t´aiuta*[2]. Dios ayuda sólo a los que se ayudan a sí mismos.

Una famosa escritora y madre de niños brillantes me dijo que cuando ella tuvo su mastectomía en 1960, ella se sintió muy sola. Ella no creía en Dios, una fuerza más grande que nosotros, y envidiaba a las otras mujeres en el hospital que podían atenuar su sufrir. El de ella permanecía al nivel humano, la mutilación de su cuerpo, la destrucción de su espíritu. Me sentí muy triste por ella. La religión es en efecto, una fundación para días obscuros como los que vienen después de la mastectomía.

Siento con gran convicción que somos injustos con nuestros niños al no prepararlos espiritualmente tanto física como mentalmente para la vida. Qué harán ellos cuando llegue la tormenta? Serán capaces de construir su iglú y sobrevivir la tormenta? Como padres, no podemos proteger a nuestros hijos de las tormentas de la vida. Sólo podemos enseñarles a manejar la turbulencia.

Debemos ser vigilantes de nuestro bienestar espiritual, así como de nuestro bienestar físico; para que la tormenta no los alcance sin estar preparados. A medida que la saga de mi

---

[2] Ayúdate que Dios te ayudará

cáncer se desenvolvió, esas mismas rodillas que una vez se postraron en las baldosas frías de mi casa en Italia, se tendieron en la cama blanda del hospital la noche antes de la cirugía.

Que atemorizada estaba—yo, quien me desmayaba al ver un hospital cuando era niña. (Por supuesto los hospitales de Italia olían a antiséptico—un olor que permeaba el hospital desde su sala de entrada—no era olor de café ni pedazos de horneado fresco como los hospitales americanos.) Después yo recé, sentí que una carga pesada se hubiera levantado de mí y comencé a leer un libro de Pierre Teilhard de Chardin, *Phenomenon of man*[3]. Fui confortada y profundamente movida por el optimismo de Teilhard. Él escribe que a pesar de la existencia del mal, uno verdaderamente puede ver en el universo un sentido de orientación, una dirección hacia el *Omega Point*[4] (el nivel supremo de complejidad y sentido de conciencia). Pero para expresar esta dirección, debemos de pausar por la marcha del diario vivir y dejar el mundo alrededor de nosotros llenar nuestro ser con fuerza y visión.

Hoy, tal vez más que antes, nos encontramos en un mundo en movimiento. Vivimos en ese ritmo rápido que fácilmente nos lleva a un torbellino de actividades. Estamos ansiosos por llenar nuestros días. Estar quieto se considera malo—estar en movimiento, saltamos de una experiencia a la otra, volviéndose una compulsión. Estamos tan preocupados

---

[3] El Fenómeno del hombre

[4] Punto Omega

con nosotros mismos, con nuestros triunfos o fracasos, que casi sufrimos de una visión lineal. Tendemos a mirar de frente hacia los éxitos o mirar atrás hacia los fracasos. Nosotros en general no miramos hacia Dios. Eso puede ser simple de imaginar, pero cuando uno cae en un torbellino de movimiento circulatorio, es muy difícil romper el círculo vicioso. Una enfermedad o cualquier forma de sufrimiento pueden romper este círculo, libre de todos sus amarradijos e invitarle a tomar una buena mirada al significado de la vida—especialmente, relaciones significantes con Dios y otros. Cuando todo falla en la vida y uno está aún sostenido, pero al borde del caos, es difícil visionar algo más que la relación con Dios.

Uno no debe esperar la llegada de la catástrofe para sentir el poder y la presencia de Dios. Sólo es necesario dar un paso hacia atrás del mundo ruidoso y permanecer quieto, en silencio y escuchar.

Después de mi segunda cirugía, tuve una bella experiencia. Con mi querida amiga Ardis fuimos a un retiro a un lugar muy especial: La Porciúncula de los Pinos, un monasterio fuera de Lansing, Michigan.

Cuando entramos a la Porciúncula, me asombré por su paz celestial. La naturaleza alrededor de nosotras aparecía en toda su gloria: clamada, con buen mantenimiento, espléndida. Como una novia con su vestido blando, de semblante radiante, nos invitó a entrar a su reino. Todo estaba fundido en una armonía perfecta—el calor interno de la casa y afuera la serenidad de los pinos. Yo estaba indiferente a todo, pero todavía sentía todo. Los manzanos, las aves, las montañas bien redondeadas, todo hablaba de paz, de Dios. Parecía que mi cáncer había desaparecido. Sólo veía los pinos altos, cuyas ramas bajas tocaban la tierra y sus cuerpos se alargaban hacia el cielo.

Todos ellos hablaban de amor, de harmonía. Bajo su tutelaje, en la tierra blanda crecían sus semillas, hablando de mañana. Ellas también algún día serán igual de grandes y fuertes. Ellas también cantarán con sus brazos abiertos himnos de alabanza y gloria a Dios. No lejos de las semillas estaban los pinos—de color pardo envejecidos pero conteniendo dentro de ellos, la semilla de la vida. Allí, todo en uno, bajo el mismo árbol experimenté en un solo respiro vida y muerte, unidos el uno con el otro, para formar uno solo. Pensé de mi semillita en casa, y esperé que yo, también, como el pino gigante viviera lo suficiente para darle abrigo.

Esa visión, ese momento supremo, permanecerá conmigo siempre. James Joyce llamó a ese momento una epifanía: una increíble elevación de la percepción de los sentidos, y un poderoso sentimiento de unidad entre la naturaleza, la humanidad y Dios. (los tres a menudo van en rutas diferentes). Boris Pasternak, el novelista ruso llamaba a ese momento de visión *free time*[5] o *living time… that pure interval in which one glimpses real, brimming live, like the life of trees and animals.*[6]

Me sentía eufórica de estar bajo esos pinos majestuosos;

---

[5] tiempo libre

[6] Tiempo para vivir… ese intervalo puro en el cual un resplandor real, vida rebosante, como la vida de los árboles y los animales

yo, como las semillitas, me sentía protegida de las tremendas fuerzas de la vida y la muerte. Me sentí con mucha paz. Mis preocupaciones mundanas, mi yugo, parecían más livianos. La obsesión del mundo estaba lejana. Realmente podía entender a los apóstoles cuando quisieron quedarse en las montañas durante la transfiguración de Jesús. La paz, la alegría, debían haber sido abrumadoras. Como los apóstoles yo quería permanecer allí, donde todo indicaba el Punto omega, que parecía más cercano a mí que nunca. Sentí como si estuviera subiendo la montaña del Paraíso, rodeada de una luz radiante. Esta vez la naturaleza fue mi guía.

Para uno puede ser difícil experimentar la fuerza espiritual y la profundidad en un lugar lleno de tareas mundanas. Unos pocos días en un medio austero nutrirá nuestros espíritus y nos llevará a una visión de Dios más cercana. Como escribe Theilhard en *The Divine Milieu*[7] —Es a través de lo largo de la respiración y la profundidad del mundo en movimiento que el hombre puede obtener la experiencia y la visión de su Dios.— A veces debemos quedarnos quietos para que el universo en movimiento llene nuestro espíritu con el poder de Dios.

"Quédate quieto y sabrás que yo soy Dios."

---

[7] El Medio Divino

Epílogo

Conocí a Teresa en la tarde cuando celebraba con Thomas sus 44 años. Los dos compañeros eternos habían comenzado su romántica caminata, cuando Thomas se unió a una discusión con vecinos, casualmente liberando a Teresa para que ella viniera conmigo a un columpio que había en la entrada de la casa de mi madre. Nosotras inmediatamente unimos nuestros conocimientos en el campo de filosofía que yo compartía con su hija Licia, nuestras historias comunes de haber vivido en el Canadá, y nuestro mutuo amor por la escritura. Ella estaba buscando a un editor para reavivar un manuscrito que había escrito hacía 30 años sobre sus experiencias inspiradoras con el cáncer de mama, y yo acababa de terminar de redactar mi último proyecto para una querida amiga que casualmente comenzaba el tratamiento de su propio cáncer—parecía como providencia.

Teresa pronto me cautivó con su historia heroica. Después ella participó en un documental sobre cáncer de mama llamado *Four Women*[1] de la Serie *The Fifth Estate*[2] de la CBC en 1978, el manuscrito de Teresa llamó la atención a varios publicistas. Ella estaba a pocos pasos de firmar un contrato, pero había un contra tiempo. El editor requería que una escena sexual debería ser añadida. Esta historia que rompía el corazón, la prosa de ópera operática y la sabiduría única de una persona que ha vivido los extremos de belleza y dolor, los colores vibrantes del optimismo de la juventud— eso, sin embargo no era suficiente para ese editor.

Aquí fue la obsesión de los medios de comunicación perpetuados por el sexo que Teresa criticó como innecesario agravando el trauma de las pacientes con mastectomía, y la petición que ahora le exigían si quería publicar. Por más importante que fuera su mensaje y por todos los que hubieran sido sus beneficiarios, esta condición era inaceptable para Teresa. Iba en contra de todo lo que ella representaba.

Así que ella abandonó al editor y tristemente el manuscrito se guardó. Hasta que en el año 2008 Teresa de nuevo fue atacada trágicamente una vez más por el cáncer. Se le diagnosticó un linfoma no-Hodgkin del estómago que progresaba rápidamente, ella comenzó un fuerte tratamiento, incluyendo quimioterapia por primera vez. Regresando a su manuscrito para ganar fuerzas, y las encontró en abundancia.

Aunque ya no tenía la energía de una mujer de 29 años que había conquistado su primer ataque, los paralelos eran

---

[1] Cuatro mujeres

[2] El Quinto Estado

inconfundibles, no tenían error. En lugar de sumergirse en el mundo de la ópera y otros proyectos, Teresa se volcó hacia la naturaleza. En su proceso de curación, el poder restaurativo de los pinos. Teresa trabajó en crear su propio santuario, en la forma de un jardín japonés con la belleza justo fuera de su hogar. El orden, la simplicidad, y la paz del jardín le ofrecían un balance entre los estragos y la fealdad de batallar contra el cáncer.

La inspiración de su viaje de cielo a infierno había sido su Breatrice; el papel había pasado de madre a hija. El hijo de Licia, Julián, se sentaba con su abuela en su jardín japonés, acariciándole su cabeza sin pelo después de la quimioterapia y la motivaba cada día para pelear para vivir Teresa se acordó de nuevo de la "simple pero poderosa fuerza curativa del niño".

El curarse se volvió no sólo un trabajo de tiempo completo, sino un arte. Para apoyar su manuscrito envejecido Teresa añadió nuevas estrategias. Ella descubrió que el mejor sistema para confrontarte ese formidable oponente era hacer micro manejo. En lugar de permitir la inmensidad de la quimioterapia que le aplastara su espíritu, ella se enfocó en un día a día, una tarea a la vez; un tratamiento al mismo tiempo.

Invocando el poder de su imaginación, ella le hablaba a las células cancerosas y les informaba que no eran bienvenidas, abría las ventanas y las visualizaba con maleta en mano escapándose. El trabajo de curarse también incluyó libros pertinentes a su condición, atención a su dieta, limitando sus visitantes solamente a los de actitud positiva. Consciente de la poderosa conexión de mente y cuerpo, ella tenía conversaciones frecuentes con su cuerpo, asegurándole que lo protegería, pelearía por él y haría lo mejor comiendo sanamente. Ella tomó el control donde el control parecía imposible, y rehusó a tomar el papel de víctima.

Con la naturaleza y el niño como sus guías, con tenacidad se comprometió a dominar el arte de curarse y el sistema de apoyo que cualquier mayor enfermedad requiere. Teresa conquistó el cáncer una vez más. Ella sabía que si sus palabras podían estimular a otro paciente con cáncer, si su experiencia podía iluminar a un ser querido que tomaba cuidado de un paciente. Ella tenía el deber de hacer cualquier esfuerzo para alcanzarlos.

Tenemos mucha suerte que llegó el tiempo cuando Teresa puede publicar su libro en sus propios términos. Como todo el resto de su vida, es hecho con integridad y belleza, con estilo y mucha clase.

Nivi Nagiel
Abril 2013

www.ingramcontent.com/pod-product-compliance
Lightning Source LLC
Chambersburg PA
CBHW030444300426
44112CB00009B/1154